Wilhelm JENSEN

ÜBERMÄCHTE

Der rote Schirm

Im gotischen Hause

ZWEI NOVELLEN

Umschlaggestaltung: Josée Lalonde
Beratung: Anja Boch, Ulla Robitschek

Vorderseite: Selbstporträt von Marie Jensen,
der Gattin von Wilhelm Jensen,
nach einem Gemälde von Emil Lugo (1840-1902)

Rückseite: Verona, Italien (Siehe Seite 85)

I N H A L T

Einführung

Die beiden folgenden Novellen von Wilhelm Jensen (1837-1911), „Der rote Schirm" und „Im gotischen Hause", erschienen 1892 im Verlag von Emil Felber, Berlin unter dem Titel *Übermächte*. Sie wurden seitdem nicht nachgedruckt. Aus diesem Grund habe ich sie mit milder Anpassung an die moderne Rechtschreibung (hauptsächlich bei "th" und "ss"/"ß") abgeschrieben, ohne den Text sonst zu ändern/modernisieren. Die zitierten Gedichte (von Matthisson, Hölderlin und Jensen) habe ich im Original gelassen. Diese beiden Werke Jensens spielen eine gewisse Rolle in der Geschichte der Psychoanalyse, weil Sigmund Freud in einem Brief vom 16. Dezember 1907 Wilhelm Jensen darauf ansprach:

„. . . *dass mich ein kundiger Freund auf zwei andere Ihrer Novellen aufmerksam gemacht hat, die Sie unter einem Titel „Übermächte" vereinigt haben. Von diesen weist die erste - Der rote Schirm - auffällig viele Züge auf, die auch der Gradiva eigen sind; auch die andere - Im gotischen Hause - erscheint durch Vermittlung der ersteren an die Gradiva geknüpft."*

Der Text von Freuds Brief und Jensens Antwort befinden sich im Anhang.

Ottawa, im April 2015   Hartmut Heyck.
                      ein Urenkel von Wilhelm Jensen

Der rote Schirm

„Mein Lieber! Als wir zum Nachteil Deines Portemonnaies die Abschieds-Sektflasche auswürfelten, suchtest Du von mir zu erfahren, wofür Du Dich eigentlich in die Unkosten stürztest, d. h., warum ich all meine Liebenswürdigkeit aufgeboten, unserem grämlichen Oberst eine Befürwortung meines Urlaubgesuches um diese Jahreszeit abzuringen. Darüber eine Aufklärung zu wünschen, war in gewisser Weise Dein Recht, erstens um unsrer Befreundung und zweitens um Deiner Kasse willen. Aber das Recht des einen widerstreitet im Leben oftmals dem des andern, und so beharrte ich bei dem, das auch ich ebenso besaß, Deine Wissbegier unbefriedigt zu lassen.

Ich kann nicht sagen, dass ich dies Verfahren gegenwärtig bereue, doch fraglos ist, dass ich mich augenblicklich hingesetzt habe, um mich schriftlich anders zu verhalten, als mündlich. Weshalb? Muss der Mensch denn immer einen Grund für sein Tun haben? Sonst täte er's wohl nicht, wird Deine Verständigkeit mir antworten. Nun, so schreibe ich vermutlich an Dich, weil ich gerade nichts Besseres anzufangen weiß.

Wenn Du Dir das übersetzest: Ich langweile mich, so kann ich nichts dagegen einwenden, als die Rückfrage, ob etwa Du meinen hiesigen Aufenthalt im großen und ganzen amüsant finden würdest? Um mich herum Berge mit und Berge ohne Wald; auf einem, halb sichtbar, eine, wie es scheint, ziemlich beträchtliche Burgruine. In der Talsohle ein Bach, da und dort das Rad einer Sägmühle drehend, Pflanzen aller möglichen Art, wie sie im Mai immer wieder aus dem Boden kommen. Das Dorf lang gestreckt, mit breiten Wiesenlücken zwischen den Häusern. Ab und zu ein Bauernhof droben auf dem Gelände; um die Kirche herum eine kleine Ansammlung von reputierlicheren Gebäuden, darunter mein „Gasthof zum Waldhorn". Nicht schlecht für die ländlichen Verhältnisse, sowohl was Wohnräume, als Küche angeht. An der fast elegant zu nennenden Einrichtung eines großen, jetzt unbenutzten Speisesaals merkt man, dass in besserer Jahreszeit ein Zufluss von zahlreichen gutsituierten Gästen stattfinden muss. Dafür sprechen auch mehrere neugebaute schickliche Villen, von Gartenanlagen mit Springfontänen und geschmackvoll ausgewählten seltenen Koniferen umgeben. Leider besagen aber ebenfalls die hermetisch mit Läden geschlossenen Fenster beinahe überall, dass es nicht Saisonzeit, sondern die unfashionabelste des ganzen Jahres ist, um sie auf dem Lande zu verbringen. Ich kenne keinen Monat, den man so rasch vorüberwünscht, wie den Mai. Entweder er ist regnerisch und lässt in nicht mehr geheizten Zimmern vor Kälte mit den Zähnen klappern, oder die Sonne brennt unerträglich von immer blauem Himmel herunter und blendet überall auf den dichten Massen von gelben Ranunkeln und weißen Sternblumen die Augen. In der Großstadt und im Garnisonleben kommt man zum Glück unvermerkt darüber weg und hat Anregung genug, sich das Ennuyante dieser Zwischenperiode zwischen Winter- und Sommersaison nicht aufdrängen zu lassen. Aber nun stelle Dir mich in dieser Umgebung vor! Ich befinde mich zum erstenmal seit sieben Jahren, glaube ich, wieder um diese Zeit auf dem Lande; damals war ich noch ein halber Knabe, eben vom Gymnasium abgegangen und wollte Geschichte oder Literaturgeschichte, ich weiß nicht mehr was, studieren. In den Jahren lebt man noch so gedankenlos hin, ohne Bedürfnisse und Anforderung an das, was um Einen ist. Unbegreiflich jetzt, wie man

freiwillig dazu imstande sein konnte. Kein Straßenge-
triebe, kein Theater, Konzert, Café. Keine Gesellschaften,
Kameraden, Billard- und Kegelspiel. Selbst der Dienst und
das Räsonnieren-Können über ihn fehlt. Man verödet
geistig unter diesen immer gleichen toten Sträuchern und
Kräutern, und bei den Menschen verbauert man. Keine,
oder wenigstens drei Viertel des Tages hindurch keine
andere Unterhaltung, als die man mit sich selbst führt, sich
nach dem Bärenvorbild aus den eignen Fingern saugen
muss. Das ist eine klägliche Ressource, wirst Du mir zugeben, wenn man an ein großstädtisches Offiziersleben
gewöhnt ist.

Aber was, zum Teufel, fragst Du wieder, bringt mich
denn dazu?

Das Urlaubsattest des Oberstabsarztes, mein
Lieber, der mir dringend einen sechswöchentlichen Landaufenthalt zur Kräftigung meiner Gesundheit anempfiehlt.

Du lachst. Ich krank? Ja, ich lache mit.

Aber die Sache hat auch eine andere Seite, nach
der ich mich in der Tat zu den an der großen Jahrhunderts-
krankheit Mitleidenden rechnen darf. Wenigstens scheint
mir ein Sekondelieutenant von siebenundzwanzig Jahren
dazu nicht ganz unberechtigt, wenn er kein erhebliches
Vermögen besitzt und über den aller Mutmaßung nach vor
ihm liegenden weiteren Lebensweg ohne Phantasie-Auf-
wand voraussieht.

Hamlet meint einmal: „Es fehlt mir an Beförderung."
Das ist's; er hat die Situation richtig aufgefasst. Zumal,
wenn ich bedachtsamer Weise hinzusetzen muss: Es wird
mir mit hoher Wahrscheinlichkeit mein Lebenlang daran
fehlen, falls ich mich nicht ein wenig mit dem „corriger la
fortune" verständige.

Da wirst Du abermals fragen, warum ich denn eigentlich mit solchen Aus- und Ansichten Offizier und nicht das Andere - Gott weiß, was - geworden sei. Die Frage habe ich mir auch schon ein paarmal gestellt, und da ich mir keine Antwort darauf geben gekonnt, so wirst Du mich entschuldigen, wenn ich Dir gegenüber in der gleichen Weise verfahre.

Darum handelt es sich auch gar nicht, vielmehr möchte ich von Dir eine Antwort auf eine Frage erhalten. Stelle Dir vor, Du wärest, was Du bist, oder was ich bin; ziemlich kommt das ja auf das nämliche heraus. Und nun denke Dir weiter, Du seiest schon seit einiger Zeit mit einer jungen Dame von außerordentlicher Schönheit, sehr feinem Benehmen und klugem Urteil bekannt. Füge Dir hinzu, dass ihr Vater sich in einer hohen, höchst einflussreichen Stellung befinde, Dir jedoch sehr wohlwolle und Dich gern in seinem Hause sehe, obgleich ihm schwerlich entgangen sei, dass Dein häufiges Kommen im wesentlichen dem Zusammensein und der Unterhaltung mit seiner Tochter gelte, und zum Schluss nimm an, es entspringe keiner Eitelkeits-Täuschung, sondern unterliege nicht der Anzweiflung, dass auch die junge Dame die Unterhaltung mit Dir derjenigen mit anderen vorziehe.

Ja so - welche Frage ich an Dich richten wollte? Eine kurze und einfache: Würdest Du es unter solchen Umständen als unehrenhaft - das ist wohl zu viel, aber wie soll ich's nennen? - als des richtigen Gefühls entbehrend ansehen, Dir einen Urlaub zu verschaffen, um Dich einige Wochen auf dem Lande an demselben Orte aufhalten zu können, wo die Eltern jenes liebenswürdigen jungen Mädchens den Mai und Juni zubringen? Und ich bitte Dich, dabei zu berücksichtigen, dass von ihnen allen Dein Urlaub aus Gesundheitsgründen nicht ernsthaft, sondern nur als ein schicklicher Vorwand für eine etwaige Außenwelt aufgefasst werde.

Ich denke, Du wirst meine Frage ebenso verneinen, wie ich selbst, und im Grunde hat sie etwas von einer rhetorischen, die keine Antwort erwartet. Aber man fühlt manchmal den Antrieb, derartiges laut für das Ohr eines andern auszusprechen, um sich nicht nur mit der eignen Empfindung, sondern gewissermaßen auch mit seiner Stimme darauf zu erwidern. So lebe ich hier seit acht Tagen in meiner Eremitenstube im „Waldhorn" als einziger Gast. Etwa fünf Minuten entfernt bewohnen die Genannten oder nicht Genannten eine der erwähnten Villen, auch die einzige, deren Fenster zur Zeit nicht mit Läden verschlossen blind in die Welt heraussehen. Die Mutter kränkelt etwas, befindet sich wirklich auf ärztliche Vorschrift hin hier und deshalb auch die ganze Familie, die außerdem noch aus einem jüngeren Sohn mit seinem Hofmeister besteht. Der Zuschnitt des Lebens im Hause ist, ihren Verhältnissen und Gewöhnungen entsprechend, ein reicher, weit über sonstigen Landaufenthaltsbrauch hinausgehender; sie führen selbstverständlich eigene Wirtschaft, und ich bin meistens am Abend bei ihnen zu Gast geladen. Auch am Nachmittag spiele ich öfter im Garten Croquet oder beteilige mich an einem Spaziergang, bei dem der Vater, zuweilen indes nur der zehnjährige Bruder und sein Lehrer uns begleiten. Man trifft nie jemand anders als die Talbewohner auf den Wald- und Bergwegen an und auch die nur da und dort einmal.

Den langen Morgen und Vormittag hindurch dagegen muss ich versuchen, mich mit meiner eignen Gesellschaft abzufinden, und das fällt, wie ich schrieb, bei dem

Mangel an allen Unterhaltungs- und Anregungsmitteln nicht leicht. Das beschäftigungslose Sitzen auf dem Zimmer wird unerträglich, und um die öden Stunden hinzubringen, habe ich mich, das geringere Übel vorziehend, an ein Herumsteigen in den Bergen gewöhnt. So lerne ich die Wege kennen, um als Führer dienen zu können, man braucht während der Klettertätigkeit der Füße nichts zu denken und soll sich als Nebenverdienst Appetit für die gute Mittagsküche eintragen.

Diese nicht mit Dir und den andern Kameraden zu teilen, bleibt allerdings eine täglich wiederkehrende harte Prüfung, und es will mir vorkommen, als habe mein einsames Umherwandern in den letzten Tagen jene Wirkung nicht so recht mehr erzielt, sondern meine Lust, mich zum Essen an den Tisch zu setzen, eher verringert. Aber das ist wohl bei Leuten, deren Herzschlag sich zum erstenmal an ihrem Tagesverlauf mitbeteiligt, herkömmlich der Fall und nur befremdlich, weil es mir zuvor nicht bekannt geworden. Und ich bin überzeugt, wenn Du meine Stelle verträtest, würdest Du finden, es sei Grund genug dafür vorhanden.

So lebe wohl, und bringt ein Tag Dir ein Teilchen der vielen überflüssigen Zeit, die jeder Morgen hier für mich wieder im Vorrat hält, so benütze sie, durch einen Gegengruß als Wohltäter zu dienen

dem Deinigen
Wolfgang Altfeld."

*   *
*

Der diesen Brief geschrieben, versah den Umschlag desselben mit dem Namen eines adligen Lieutenants und dem einer deutschen Großstadt. Sein Äußeres besaß gleichfalls einen aristokratischen Überhauch, gestattete kaum Zweifel, dass er bei seiner Unterschrift ein ihm gehörendes "von" oder "zu" fortgelassen habe. Er trug Zivilkleidung und regte die Vorstellung an, die Uniform müsse seinem hohen Wuchs vortrefflich stehen. Auch ohne sie ließ seine Erscheinung einen Offizier in ihm vermuten; das Gesicht mochte eigenartig sein, doch die Haartracht, der Schnurrbart und ein gewisser Gewöhnungsausdruck in den Zügen gaben ihm das typische Gepräge, welches das auch unbewusste Bestreben nach Übereinstimmung mit dem allgemeinen Brauch einer Korporation, der tägliche Verkehr unter ihren Mitgliedern verleiht.

Er hatte sich mit dem Schreiben über eine Morgenstunde hinweggebracht, nun lag der noch lange Vormittag wiederum wie immer ohne eine Tätigkeits-Ausfüllung vor ihm. Doch der Brief konnte ihm auch darin noch weiter nützlich sein; der Landpostbote kam nur einmal täglich in erster Frühe, war heute bereits davongegangen, und wenn er selbst den Brief zum nächsten, zwei Stunden entfernten Städtchen hinuntertrug, so gewann jener die Beschleunigung eines Tages. Das war ein Zweck, der doppelten Vorteil einbrachte; Wolfgang Altfeld stand auf, diese raschere Beförderung selbst zu übernehmen. Sie mochte an sich sehr gleichgültig sein, aber die von ihr in Anspruch genommene Zeit machte sie wünschenswert.

Er ging das in Windungen sich niedersenkende, hier verengte, dort weiter ausgedehnte Tal hinab. Der Grundzug desselben war tiefe Stille, nur von Finkengeschmetter aus vereinzelten, in Blüte prangenden Apfelbäumen an der Straße oder von einem fernen Hahnschrei unterbrochen. Hoch standen zur Rechten und Linken die Wiesen mit goldgelben Ranunkeln und großen Sternblumen dicht überdeckt oder zogen sich blütenbunt an den Berghängen hinauf. Hier und da blitzte noch an einem Halm ein Tautropfen in der Sonne; wie ein vom Schlaf lächelnd aufwachender göttlicher Knabe lag der Frühling in jedem Winkel der Erde hingestreckt.

Eine nelkenartig gefiederte rote Blume am Wegrand ließ den Wandrer einmal halten, um sie flüchtig näher anzusehen. Er sprach vor sich hin: „Wie heißt sie doch noch?" Die laute Frage war ihm mechanisch über die Lippen gekommen, doch er wusste keine Antwort darauf und ging weiter. Neben ihm fiel sein Schatten noch morgenlich lang über das weite Blumenmeer, das manchmal wie mit leisem Wellenschlag hin und her ging.

Nach einer Weile kam noch ein anderer Vogelton hoch aus der blauen Luft herab, über die Waldhöhe her, ein Kuckucksruf. Nun öfter wiederholt; Altfeld hob den Kopf, sah in die Richtung des Schalls und dann unwillkürlich über die Straße zurück. Er nickte dazu und sagte: „Ein sonderbares Ding, das Menschengehör. Der Ton weckt das Gedächtnis und knüpft Fäden in ihm aneinander. *Lychnis flos cuculi* heißt sie."

Das Städtchen ward sichtbar, freundlich am Ausgang des Tals zwischen den letzten Ausläufern der beiden Bergketten belegen. Es war ein kleines Landnest, von der noch stundenweit entfernt vorüberführenden Eisenbahn keiner Schienenabzweigung gewürdigt; unter dem goldenen Turmknauf, der patriarchalisch auf die um ihn gescharten Dächer herabsah, blickten Gassen und Häuser friedlich weltvergessen ihn an. Altfeld steckte seinen Brief am Marktplatz in die altväterische Postlade; nach dem hellen Klang, mit dem das Couvert hineinfiel, fand es keine Genossen drin vor. Die Kirchenuhr schlug erst die zehnte

Stunde, langsam-bedächtig, wie alles, was sich in dem kleinen Häuserhaufen regte; für den Rückweg, um erst zum Mittagsessen wieder im „Waldhorn" einzutreffen, war es noch früh, und der freiwillige Landpostträger schlenderte ein wenig in den Gassen umher. Er blieb betrachtend vor den Verkaufs- oder Gewerksläden stehen; sie enthielten, was der Ort brauchte, Zeugstoffe, Kleidungsstücke, praktische Geräte, ein wenig verschossenen billigen Schmuck und Putz für Frauen und Mädchen und etwas Kinderspielzeug. Nach geistiger Nahrung trug das Städtchen kein Bedürfnis, oder doch, ein Buchbinder schien diese günstige Meinung von seinen Mitbürgern zu hegen, denn er hielt in seinem Fenster neben den Schreibmaterialien außer Gesangbüchern und Volkskalendern auch noch eine Anzahl kleiner ungebundener Reclamscher Ausgaben zur Schau. Sein Risiko war nicht allzugroß dabei, vermutlich hatte er sie aus irgend einem Nachlass noch weit billiger, als ihre Art es schon mit sich brachte, angekauft; jedenfalls war die Auswahl schwerlich von buchhändlerisch geschäftlichem Kalkül literarischer Neigungen der Ortsbewohner, sondern durch einen Zufall hergestellt worden. Verblichen und wasserfleckig hingen die dünnen Bändchen, meistens zu zehn Pfennig käuflich, an einem Zwirnsfaden aufgereiht.

Nachdem Wolfgang Altfeld auch diese Aushängeware mit einem oberflächlichen Hinblick, der bei ihm gleichfalls auf nicht hervorstechende literarische Neigung hinzudeuten schien, in Augenschein genommen und damit so ziemlich die letzte Sehenswürdigkeit des Städtchens erschöpft hatte, schlug er seinen Heimweg wieder ein. Doch die Sonne war inzwischen beträchtlich höher gestiegen und brannte schon sommerlich heiß auf die schattenlose

Landstraße nieder. An einer fast rechtwinkligen Um-
krümmung des Tals stieg deshalb der junge Offizier nach
kurzer berechnender Umschau auf schmalem Fußpfad
eine von dunklem Nadelholz überkrönte Berghalde hinan.
Droben geriet er so in schirmenden Wald, durch den der
Steig, dem Anschein nach abkürzend, fortlief. Die Kühle
unter dem schützenden Dach erquickte; auch hier lag
weitum tiefe Stille, doch nicht eine heitere, wie zuvor
drunten, sondern ein schweigsamer Ernst, als sei er den
säulenartig-feierlichen Stämmen der alten Edeltannen und
dem von ihnen getragenen dunklen Domgewölbe ange-
passt. Statt des hellen Finkenschlages erscholl nur dann
und wann aus der Ferne das dumpfharte Geklopf eines
Spechtes; wenn es verstummte, ging allein hoch oben ein
leises Windsummen in den Nadeln. Hierher kamen Frühling und Sonne nicht, der Bodengrund war tot, ohne andern
Pflanzenwuchs als Flechten und Moos.

Oder besaßen beide doch auch hier einen Winkel, in
dem der göttliche Knabe sich zum Träumen hingestreckt
hatte? Das Auge nahm nichts gewahr, doch ein andrer Sinn
des Fortschreitenden ward von etwas berührt, das ihn
unwillkürlich anhalten und danach den Fuß vom Wege ab
in den Wald hineinsetzen ließ. Man sah, er tat es ohne
eigentliches Bewusstwerden, von einer halb sinnlichen und
halb seelischen Beeinflussung gelenkt. Aus der Richtung,
in die er vortrat, kam ihm wie durch einen dunklen Vorhang
ein eigentümlicher warmer und würzhafter Duft entgegen,
als werde dieser in einer heimlichen Kammer von unsicht-
baren Elfenhänden bereitet. Und gewissermaßen war's
auch eine solche, die sich vor ihm öffnete, wie er nach
wenigen Schritten eine Wand von Tannengezweig vor sich
auseinanderbog. Eine kleine gerundete Lichtung tat sich

auf, in der die Sonne goldene Pfeile in braunrote Kiefern-
stämme und Äste hineingrub und aus ihnen bernstein-
farbige Tropfen hervorlockte, die den engumschlossenen
Raum mit einem süßen, heißen Harzgeruch anfüllten. Auch
dem lichtfreudigen Boden darunter entspross hier farben-
reiches und hochaufgediehenes Pflanzenleben; Erdbeeren
blühten um Wurzelknorren abgefällter Stämme, und mit
blauen und gelben Blütengenossinnen mehrten sie den
fast schwülen Duft der heimlichen Waldkammer. Eine
Treibkammer der Natur war's, denn eine wilde Schneeballenstaude hatte schon, ihren Schwestern drunten im Tal
voraufeilend, zur Hälfte eine weiße Dolde ausgebreitet, und
auf dieser wiegte sich mit aufgeschlagenen Flügeln ein
kleiner, halb gold-, halb purpurroter Schmetterling, das
einzige bewegliche Leben zwischen dem reglosen.

Altfeld atmete mit einem tiefen Zug die sonnen-
heiße, duftschwangere Luft ein, deren Beschaffenheit
sichtlich eine Wirkung auf seine Nerven ausübte. Eine
leichte Schauerempfindung lief ihm vom Nacken herab,
vielleicht durch den jähen Übergang aus der Schattenkühle
in die schwüle Wärme hervorgerufen. Dazu blickten seine
Augen mit einem abwesenden Ausdruck vor sich hin in die
kleine Lichtung, als begreife er nicht, wo er sei und wie er
hierhergekommen. Bei einer Bewegung fiel der Schatten
eines [im Manuskript = seines] Hutes auf den roten Falter,
der von der Dolde aufflog und wie in nichts zergehend
verschwand. Dann schritt er rasch vorwärts, wieder ins
Dunkel hinein; wohl in der Absicht, auf den Pfad zurückzukehren, indes zunächst ohne Achtsamkeit des Blicks und
der Gedanken darauf zu verwenden. Als er hierzu gelangte,
suchte er jedoch den Weg vergebens; er war nach der fal-
schen Seite hin abgebogen und hätte zu jenem über die

Lichtung zurückgehen müssen. Das wollte er nicht, sondern setzte seine Wanderung gradaus durch die Tannen in der Richtung fort, in welcher nach seinem Dafürhalten das Dorf liegen musste. Es ging auch so, etwa eine Stunde lang, wenngleich manchmal mit etwas Beschwerde, bis er zuletzt, wie in eine Falle, in ein ringsum verranktes Dickicht geriet. Es war, als wolle es ihn höhnisch zur Umkehr nötigen, doch es bewirkte das Gegenteil, seine Willenskraft anzuspornen. Dem Brombeergestrüpp und wilden Dorn trotzend, brach er durch die lückenlos dichte grüne Mauer, auf die noch immer die Nadelbäume ihr schwarzes Dach herunterbogen. Sein Blick nahm nichts mehr als das Allernächste vor sich gewahr und auch dies nur halbdeutlich. Die Anstrengung ließ ihm Tropfen von der Stirn auf die Augen niederrinnen; öfter musste er mit Fuß und Arm rasten, um Atem zu schöpfen.

Dann stand er fast plötzlich in blendendem Strahlengewoge, durch die Wildnis an einen freien, ziemlich steilen Abhang herausgelangt, den goldhell blühendes Pfriemenkraut völlig überdeckte. Als seine Augen sich wieder an den Glanz gewöhnt, sah er, dass er im Wald schon ein wenig über das Dorf hinausgeraten sei; unter ihm stieg die Kirche bereits etwas in seinem Rücken über das Dach des „Waldhorns" auf. Umher lag das Tal mit blühenden Obstbäumen und blumigen Gefilden in regloser Mittagsstille, nur für das Gesicht zitterte es in tausendfältigem Lichtgeflimmer.

Doch nun fuhr der Niederschauende sonderbar mit einem jähen Ruck zusammen. Von einer der weißschimmernden Sommervillen drüben an der Talstraße zog sich gegen die Pfriemenstrauchhalde ein leicht gewellter Wiesengrund heran. Hie und da grün aufblickend, doch zumeist glänzend weiß von dicht aneinander gedrängten Kälberkropf- oder wilden Körbel-Dolden, die hochständig den ganzen Boden gleich einem feinen Spitzenschleier überbreiteten. Darüber hob sich an einer Stelle, wie eine tropische Märchenblüte, scheinbar eine große, funkelnd rote Blume empor, so leuchtend, als werfe sie flammende Strahlen um sich her.

Scheinbar, nur auf den ersten Hinblick konnte es geblendeten Augen eine Wunderblume vortäuschen, dann erklärte es sich als ein roter Frauen-Sonnenschirm über der Wiese. Man sah durch diese sich einen schmalgewundenen Weg hinziehen, von dem leuchtete jener auf. Warum hatte der unerwartete Anblick ihn erschreckt zusammenfahren lassen? Er wusste es nicht und begriff's nicht mehr. Seine Nerven mussten sich in einem leicht erregbaren Zustande befinden, der sie durch eine plötzliche Einwirkung auf die Sinne überwältigen ließ. Sie hatten dies eben wieder kundgegeben; hier war es von einem überraschenden Eindruck des Auges ausgegangen, wie vorhin droben von dem heißen Harzduft der kleinen Lichtung.

Doch wenn er sich nicht erklären konnte, warum der Anblick des roten Schirmes ihm die Nerven derartig durchfahren habe, so wusste er, wer die Trägerin desselben sei. Das freie Schweben der purpurnen Blüte über dem Wiesengrund ließ auf eine hohe Gestalt schließen, mehr konnte man aus der Ferne nicht gewahren. Doch Wolfgang Altfeld sah sie, als stehe er dicht vor ihr, im schlanken Ebenmaß des hohen Wuchses, eine Verbindung von jugendlicher Kraft und Zierlichkeit. Im Schatten der roten Seide nickte tiefdunkles Haar mit weichem Geflock auf eine weiße, herrlich geformte Stirn, unter der zwei sternartig helle, klare Augen strahlend aufblickten. Die Erscheinung einer vornehmen jungen Dame; aber mehr als das: Ein wundervolles Mädchenbild, die Schönheit selbst in Frauengestalt und -Antlitz.

Und genau so, wie sein Vorstellungsvermögen sie aus der Weite gewahrte, stand sie um einige Minuten später in Wirklichkeit auf dem Wiesensteig erkennbar vor ihm. Sie hatte sein Herabkommen vom Abhang gesehen, sich umwendend angehalten und blickte ihm entgegen. Ja, wie er näher herankam, trat sie einige Schritte auf ihn zu. Es gab unbefangene Art des Verkehrs zwischen ihnen kund, war das Natürliche, Selbverständliche. Er schritt der Stelle zu, an der sie sich befand, und es wäre gekünstelt gewesen, wenn sie getan hätte, als ob sie ihn nicht wahrnehme. Das lag nicht in ihrer Art; im Gegenteil, sie sprach ihn bereits aus einiger Entfernung an: „Wo waren Sie? Ich erkannte Sie schon droben auf der Höhe." Der junge Offizier antwortete, seinen Hut lüftend: „Ich Sie ebenfalls von dort aus, der rote Schirm macht Sie von fern kenntlich, Comtesse." Das letzte Wort schien ihm bedachtlos als ein Rückfall in frühere Gewöhnung von den Lippen geraten, er fügte nach: „Befindet Ihre Mutter sich heut' wohl, Fräulein Melissa?" Die Befragte erwiderte bejahend, und ihre Miene drückte aus, dass die letzte Anrede ihr natürlicher geklungen. Sie setzte hinzu, die blühende Wiese habe sie trotz der mittägigen Sonnenhitze aus dem Garten hinausgelockt. Entgegnend erzählte er von seiner Wanderung zum Städtchen und seinem Rückweg durch den Bergwald. Gewöhnliche Dinge waren es, die sie miteinander austauschten, aber in dem Stimmenklang herüber und hinüber lag ein vertraulich-angenäherter Ton, das Gefühl weckend, es komme nicht auf den Gegenstand ihrer Unterhaltung an, auch das Unbedeutendste knüpfe durch das Hin- und Wiedergeben von den Lippen an Fäden eines Bandes zwischen ihnen. So gingen sie nebeneinander bis an die Gartenpforte der Villa; dort hielten sie an und äußerten gleichzeitig, es sei wohl Zeit, sich zum Mittagstisch zu begeben. Doch danach mussten sie beide lachen; es war drollig gewesen, wie sie das nämliche wie aus einem Munde gesprochen hatten. Die junge Gräfin hielt den Blick nach der östlichen Bergwand hinüber gerichtet und fragte: „Haben Sie die Ruine drüben schon einmal besucht? Mich dünkt, sie sieht interessant aus." Er entgegnete: „Nein, doch wenn Sie zu erfahren wünschen, ob sie Ihre gute Meinung verdient, so bedarf es nur Ihres Befehls." Sie lächelte: „Habe ich Obersten-Rang, um zu kommandieren? Und wenn ich ihn hätte, so sähe ich keine Uniform vor mir, die gehorchen müsste. Auf meinen Vater darf ich bergan nicht rechnen, aber vielleicht begleitet mein Bruder mich einmal hinauf. Hören Sie, da ruft unsere Essensglocke."

Ein Geläut klang von der Villa her, die Sprecherin streckte ihre Hand aus und fügte nach: „Also wünsche ich Ihnen zunächst, dass Ihre Waldhornköchin heute gut aufgelegt gewesen sei, und am Nachmittag schulden Sie mir Revanche auf dem Croquetplatz." Er hielt ihre Hand, und eine Vorbewegung von ihm ließ vermuten, dass er dieselbe an seine Lippen zu führen beabsichtige. Doch ehe er dies auszuführen vermochte, zog sie die Hand zurück und öffnete die Pforte, so dass er nur: „Ja, gewiss – ich komme gewiss, sobald Ihre Eltern ausgeruht haben," erwidern konnte. Das Pförtchen wollte sich nicht recht wieder schließen lassen, und um nachzuschauen, ob ein Hindernis da sei, musste sie sich noch einmal umwenden. Danach hob sie den Kopf und begegnete dem ihr zugewandten Blick des noch draußen Stehenden. Beide hatten sich nichts mehr zu sagen, sie regten die Lippen nicht mehr, doch ihre Augen sahen um einen Atemzug lang noch ineinander. Dann knisterte der Garten-Wegkies unter dem leichten Auftritt der zum Haus hinanschreitenden schönen jungen Dame, und Wolfgang Altfeld wandte sich der Straße zum „Waldhorn" zu. Es war kein Brautpaar, das für kurze Stunden auseinanderging, aber kaum anzuzweifeln, es verhalte sich zu einem solchen, wie die Morgenröte zum Sonnenaufgang, wo der Horizont keine Wolke zeigte, ihn zu verhängen. Der Mund schwieg, doch ein wortloses Einverständnis spann sich hin und wieder, und das Herz des jungen Mannes klopfte rasch. Das hatte es zwar auch getan, als er von der goldleuchtenden Halde auf die Wiese herabgekommen; wie er sich damals gesagt, von der Anstrengung seines Durchbruchs durch das Dickicht. So schien's, denn danach war der Herzschlag drunten ruhiger geworden, doch jetzt ging er wieder mit ebenso drängender Hast. Der lächelnd hingestreckte göttliche Knabe stickte nicht nur an dem Blütenkleid der Erde, er hatte in der Mittagsstille mit unsichtbarer Hand auch nach den goldenen Sonnenstrahlen gehascht, sie in nichtige Worte hineingesponnen und aus ihnen ein Zauberband fester zusammengewebt, zwei klopfende Menschenherzen damit zu umschlingen.

*   *
*

Die Jahreszeit brachte lange Tageshelle mit sich, früh stand die Sonne auf, um erst spät niederzugehen. So kam - oder wenigstens schien es derartig - ein Ruheverlan-

gen über die Natur, noch ehe das Nachtdunkel sich auf sie
legte. Die Abendschatten glichen tagesmüden Gestalten,
die sich zum Schlaf hinstreckten, daneben schlossen die
Blumen ihre Kelche, und der Vogelgesang verstummte.
Doch über dieser immer leiser atmenden Stille lag noch
eine Weile der schräg hinfallende Lichtglanz, bis die Strahlen fast wagerecht daherkamen und langen Goldwimpern
eines Flammen-Auges gleichsahen, die sich vor dem Ver-
schwinden desselben, noch einmal weit auseinander geschlagen, auf den Talboden niederdrückten. Dann spann
mählich die Dämmerung ihre grauen Fäden durch die linde
Luft.

Auch für Wolfgang Altfeld war der Tag lang gewesen, er kehrte von der Villa, wo man sich frühzeitig zur
Ruhe begab, nach seinem Gasthof zurück, um sein Zimmer
aufzusuchen. Aber halb unbewusst trug der Fuß ihn noch
am „Waldhorn" vorüber; er fühlte sich ermüdet, doch nicht
schläfrig, nur ein schönes Begehren des Körpers nach
Rast, während es ihm die Gedanken und Empfindungen
noch zu einem träumerischen Rückwandern durch die Son-
nenstunden des überlebten Tages zog. Etwas auf einem
Hügel zur Seite des Hauses hinan stand eine Bank, auf die
er sich setzte. Das Tal lag ihm tief schweigsam zu Füßen,
einzig von dem verfallenen Mauer-Überrest eines ehemaligen Gebäudes am Abhang herauf kam der zirpende
Ton einer Grille. Ein Licht schimmerte drüben durch das
zum Dunkel übergehende Zwielicht, es grüßte von dem
Landhause herüber, das er eben verlassen, aus dem Fenster der jungen Gräfin Melissa, denn es ließ sich unterscheiden, dass der Kerzenschein im oberen Stockwerk sei.
Nun ward er matt, offenbar zog sie die Vorhänge zusammen, um auch ihren Tag zu beenden. Der reglos auf der

Bank Rastende hielt den Blick hinüber verwandt.
Dann durchklang die Stille einmal der Ton einer
Stimme, die langsam sprach:

> *„Schweigend in der Abenddämmerung Schleier*
> *Ruht die Flur, das Lied der Haine stirbt;*
> *Nur daß dort im alternden Gemäuer*
> *Melancholisch noch ein Heimchen zirpt. "[1]*

Hatte sein Mund das gesagt? Wer sonst? Denn es
war keine Einbildung, er hörte den Klang noch im Ohr.
Wie kam er dazu, und was war's? Offenbar hatten
die Grille und der verfallene Mauerrest es in ihm aufgeweckt, und es saß ihm noch aus Knabenzeit im Gedächtnis. Vermutlich weil er es einmal in der Schule auswendig
lernen gemusst.
Von wem war's doch? Er dachte nach, und der
Name des Dichters kam ihm ebenfalls. Matthisson.

> *„Nur dass dort im alternden Gemäuer*
> *Melancholisch noch ein Heimchen zirpt. "*

Wie ging es doch weiter?
Aber da versagte ihm die Erinnerung. Statt dessen
knüpfte sich ihm eine Vorstellung an: Matthisson musste
also ebenfalls einmal so zu solcher Sommerabendstunde
in ähnlicher Umgebung gesessen, das Gezirpe einer Grille
gehört haben und von gleicher Empfindung dabei überkommen worden sein. Das hatte nichts Besonderes, eigentlich nur Naturgemäßes, jedes Menschendasein brach-

---

[1]Friedrich von Matthisson, „Elegie. In den Ruinen eines alten Berg-
schlosses geschrieben."

te es wohl einmal so mit. Und doch rührte es seltsam an. Weshalb denn? Der Nachdenkende wusste es sich nicht zu sagen, nur im Gefühl kam ihm etwas wie eine Antwort auf die Frage. Matthisson lag seit mehr als einem halben Jahrhundert begraben, zum Nichts geworden, das nicht mehr sah und hörte, dachte und empfand. Aber dennoch hatte die Nacht eben hier sein damaliges schwermütig-schönes Empfinden wieder vernommen. Das war eine Fortdauer nach dem Tode, das Weiterleben und -Wirken eines nicht mehr Seienden.

Vor dem Blick Altfelds ruhte wie zuvor der matte Lichtschein. Oder nein, er ruhte nicht mehr, sondern bewegte sich, veränderte sich. Er nahm eine hellere, eine glanzweiße Farbe an, deren Formlosigkeit sich zu einer Gestalt ausbildete. Wie eine griechische Schönheitsgöttin erschien's; auf den Nacken, über die Schultern fiel vom Scheitel eine Flut gelöster dunkler Haare herab. Augenscheinlich floss Mondlicht drumher, mit ungewissem Schimmer erhellend und umschleiernd. Doch jetzt wandelte es wiederum seine Art, goldene Pfeile zuckten aus der Luft, es loderte gleich Flammen auf, und alles lag in heiße, blendende Sonnenstrahlen gebadet. Auch die Gestalt, nur war sie ebenfalls völlig verändert. Ein wundervolles grünes Sammetkleid floss an ihrem hohen, schlanken Wuchs zu den Füßen nieder, darauf funkelte ein kostbares Halsgeschmeide von großen Rubinen. Sie ging auf einem Wiesengrunde, ringsum, wie von einem Brautschleier, von feinen weißen Blütendolden umwallt, über denen hoch ein leuchtend roter Schirm schwebte.

Der Kopf Altfelds fuhr in die Höhe. Von Müdigkeit überwältigt, waren die Augen ihm zugefallen und er hatte geträumt. Um ihn her lag tiefes Dunkel, das Licht in dem

Fenster der Villa war erloschen. Nur aus einem Baumwipfel unweit von ihm scholl jetzt plötzlich noch ein Vogellaut; ein Buchfink wiederholte im Schlaf, im Traum seinen Schlag, den er den Tag hindurch unermüdlich geschmettert. Ein drolliger, gegen den Schluss beim drittletzten Ton kurios aufflötender Gesang war's, der wie ein Ausruf oder wie eine Frage klang. Der junge Offizier hatte vergeblich schon einigemal in den letzten Tagen versucht, Worte in die kurze Liedstrophe hineinzulegen; nun hörte er auf einmal deutlich den Ruf: „Sieh, sieh, sieh, da sitzt der Bräutigam!" Er musste lachen und horchte, um es nochmals zu vernehmen; aber der Vogel schlief wieder fest und schwieg.

Nur die Grille zirpte noch fort und ihre nächtliche Musik drang noch zu Wolfgang Altfeld aus der Ferne durch sein offen belassenes Fenster herüber, als er sich zu Bett gelegt. Sie brachte ihn auf den Gedanken zurück, wie das Matthissonsche Gedicht sich fortsetze. Doch das Gedächtnis ließ ihn auch jetzt im Stich, und vergeblich umherdenkend, schlief er ein. Es war wunderlich, wie sich die Frage nach dem Weitergang des Gedichtes seiner bemächtigt hatte, denn sie kam ihm auch beim Aufwachen noch als erstes zurück und knüpfte sich ihm an eine Erinnerung vom gestrigen Tage an. Möglicherweise befand sich unter dem vom Zufall zusammengewürfelten Vorrat des Buchbinderladens auch eine Reclam-Ausgabe der Matthissonschen Gedichte, die ihm zur Befriedigung seines Wunsches verhelfen konnte. Den Vormittag sich durch einen abermaligen Gang zum Städtchen zu kürzen, bedurfte es für ihn keiner langen Erwägung, so dass er sich um ein paar Stunden später bereits wieder vor und in dem kleinen Laden befand. Der Buchbinder verknüpfte merkbar keinen übermäßig deutlichen Begriff mit dem ihm

genannten Autornamen und äußerte Zweifel an dem Vor-
rätigsein des Buches, da es von seiner Kundschaft nur
selten verlangt werde. Doch sei die Auswahl groß und es
könne sich immerhin darunter vorfinden. Indes fand es
sich unter den zwei Dutzend von Altfeld durchgemusterten
Bändchen nicht; überhaupt bildeten sie, literarisch angesehen, ein Ausschuss-Sortiment geringster Sorte. Trotzdem
wollte der junge Offizier, um den Ladeninhaber nicht ent-
schädigungslos bemüht zu haben, etwas davon an sich
nehmen, und bei nochmaliger Durchsicht entdeckte er ein
vorher übersehenes Heft mit dem Aufdruck: „Hölderlin.
Gedichte". Mechanisch wählte er diese aus; der Buchbinder schlug sie kunstgerecht in einen halben Papier-
bogen ein und bemerkte dabei: „Das ist auch ein sehr
gutes Buch, beinah ebensogut als das andere. Es sollte
eigentlich zwanzig Pfennig kosten, und das wäre auch gar-
nicht zu viel dafür; aber weil's schon etwas lange gelegen
hat, geb' ich's für fünfzehn. Ich bin überzeugt, Sie werden
damit zufrieden sein und auch noch von den andern nach-
holen, denn ich halte nur vom Besten."

Altfeld steckte das Büchlein ein und ging, diesmal
auf der Landstraße zum Dorf zurückwandernd. Ihm kam
unwillkürlich ein Lachanflug über die Lippen, er sagte vor
sich hin: „Zwanzig Pfennige für die Hinterlassenschaft
eines Lebens und fünfundzwanzig Prozent Rabatt für die
Wasserflecken auf dem Umschlag. Das ist die Errungen-
schaft eines Dichters bei der Nachwelt."

Doch ein ernsthafter Gedanke überdrängte ihm den
Lachreiz. War sie eigentlich nicht groß, die größte Anerkennung, die einem Toten werden konnte?   Wieder die Fortdauer und das Fortwirken eines Gewesenen über das Grab
hinaus. Denn der lächerliche Preis zeigte, dass sein Leben

etwas Wertvolles für Viele geblieben sein musste, ein Bedürfnis für eine immerhin beträchtliche Anzahl von Menschen, auf die der kaufmännische Kalkül rechnen durfte, um selbst bei diesem Preise noch einen Gewinn herauszubringen. Für s o l c h e s Denken und Empfinden eines Dichters gab es in der Tat nicht höhere Auszeichnung, als dass es zur billigsten Marktware geworden, wie der kläglichste unechte Goldschmuck, mit Edelsteinen aus buntem Glas. Denn der Zweck einer Dichtung ward in deutschen Landen nicht bei den Besitzern überflüssigen Reichtums erzielt, sondern dadurch, dass sie denen zugänglich gemacht wurde, welchen die Natur nur das Verständnis derselben, doch nicht die Mittel zur Anschaffung kostspieliger Bücher verliehen hatte.

Nach solcher Richtung deckte sich der Vergleich, nach der andern, hauptsächlichen dagegen war kein stärkeres Auseinandergehen erdenkbar, als zwischen billiger Marktware und den Gedichten Hölderlins. Sie bestanden aus echtem Gold, das die edelsten Steine umfasste. Wolfgang Altfeld hatte ihrer lange nicht gedacht, doch er kannte sie schon aus früher Jugendzeit, und wie fern aufdämmernde, von der Morgensonne leuchtend angestrahlte Berggipfel traten sie ihm in die Erinnerung. Seltsam, wie diese der Aufweckung bedurfte, die sich weiter forterstreckte. Das Gezirp der Grille hatte ihm das Gedicht von Matthisson wachgerufen, und durch die Vermittlung des letzteren war er zu dem kleinen Büchlein gekommen, das seine Hand jetzt heimtrug. So entsprang eins aus dem andern, aus dem Kleinen das Größere, dann das Hohe. Denn Matthisson war Hölderlin nicht vergleichbar, er hatte nur dazu gedient, dem Größeren eine empfängliche Aufnahmestätte zu bereiten. Der junge Offizier fühlte, auf der schattenlosen Talstraße zurückschreitend, beim Nachhängen seiner Gedanken nichts von der Sonnenhitze; der Weitergang des Matthissonschen Gedichtes beschäftigte ihn nicht mehr, er beschleunigte den Schritt, um baldmöglich sich zu Hause dem Lesen Hölderlins hingeben zu können. Nur einmal hielt er an, sah auf eine rote Blume am Wegrand nieder und sprach vor sich hin; „Ja, *Lychnis flos cuculi*, die Wiesen-Lichtnelke." Stumm darauf hinunterblickend, blieb er ein Weilchen stehen, dann ging er weiter. Etwas Eigentümliches überlief ihn, wie gestern beim Eintritt in die kleine Waldlichtung, doch er fühlte jetzt, es kam nicht von einer äußeren Einwirkung, sondern aus ihm selbst. Das Aufwachen des Gedächtnisses in ihm, bald hier, bald dort, rührte wunderlich, halb wie geisterhaft an; ihm war's, als könne plötzlich etwas jäh Erschreckendes vor ihm oder aus ihm auftauchen, und die Augen zuschließend, schritt er noch eiliger vorwärts.

*　　　　　*

*

Der Vater Melissas, ein hoher Offizier, der zur Besserung einer im Kriege erhaltenen, nach vielen Jahren sich noch wieder fühlbar machenden Knieverwundung für mehrere Sommermonate Urlaub erbeten hatte, vermied beschwerlich ansteigende Wege; so führte die junge Gräfin nur in Begleitung Altfelds, ihres Bruders und seines Hofmeisters ihren Wunsch aus, der Burgruine einen Besuch abzustatten. Unter wechselndem Klang der vier Stimmen, vielfach scherzend und lachend, zog die kleine Gesellschaft den steinigten Pfad hinauf, bald auf freiem Hang, bald durch verrankten Busch, dessen Gezweig der junge

Offizier sorglich vor seiner nachfolgenden schönen Gefährtin zur Seite bog. Man hatte der heißen Tageszeit ausweichen wollen, und es war noch Morgenfrühe, frisch und klar; der alte Bergfried ward zwischen Baumlücken sichtbar, verschwand wieder und tauchte, von kleinen Nadelholzbäumchen überkrönt, in den wolkenlosen Himmel steigend, nähergerückt abermals auf. Dann breiteten die alten Überbleibsel sich vor den Hinzugekommenen auf der Berghöhe aus, anscheinend weitgedehnt, die Reste einer machtvollen Vergangenheit. Doch für den, der schon Ähnliches gesehen, bot der Anblick nicht sonderlich Interessantes. Im scharfen Licht hoben die Trümmer sich mit einer gewissen Nüchternheit aus ihrer grünen Umwucherung, die von hellem Vogelschlag durchtönt wurde. Es bildete ein heiter klingendes Leben der Gegenwart und ließ kein ausgestorbenes darunter herauf zur Empfindung gelangen; überall funkelte das lichte Grün der Blätter freudig im Auffall der Sonnenstrahlen. Hier und dort wies sich ein ins Innere der Ruine führender Zugang, aber das Gehälm am Boden glimmerte noch von Taunässe und verwehrte der weiblichen Kleidung das weitere Vordringen. So ließen die Ankömmlinge sich am Rand eines noch halbaufragenden Mauerstücks auf einer Bank nieder, die freien Ausblick in die Ferne bot. Der Knabe ertrug indes das beschäftigungslose Sitzen nicht lange, ein vorüberflatternder Schmetterling von ungewöhnlicher Größe und Farbenpracht lockte ihn nach, er verschwand und kam nicht wieder zurück. Der Hofmeister blieb, doch empfand sich bald ebenfalls als überflüssig, und da seiner Stellung keine Verpflichtung oblag, das Amt einer Ehrendame bei der jungen Gräfin zu vertreten, entfernte auch er sich kurz darauf unter der Vorgabe, nach seinem Zögling sehen zu müssen. Er gehörte zu den Leuten, welche die nützliche Fähigkeit besitzen, das Bewusstsein ihrer eignen Bedeutung dem Erfassen des richtigen Augenblicks unterzuordnen, der ihnen die Gelegenheit bietet, sich durch Kundgabe von Taktgefühl in ein günstiges Licht zu stellen. Den beiden allein auf der Bank Zurückbelassenen mochte das Absichtliche darin zur Erkenntnis gekommen sein und in ihrem Innern dem Fortgegangenen verdienten Dank eintragen, allein sie taten keine Äußerung, die darauf hingedeutet hätte. Die zuvor von ihnen geführte Unterhaltung setzte sich eine Weile in gleicher Weise fort, bis der Gegenstand erschöpft worden. Als sie dann beide schwiegen, blickte Altfeld seine Nachbarin stumm an, und sie tat mit ihren klaren, hellen Augen das nämliche. Es war ein wundervolles Bild, wie sie in goldnem Sonnengeringel unter dem alten Gemäuer dasaß, nur ein wenig zu nah, jedenfalls noch einheitlicher und wirkungsvoller aus einiger Entfernung. Er stand unwillkürlich auf, trat ein halbes Dutzend Schritte davon und wendete sich wieder um. Sie begriff nicht, was er beabsichtigte und fragte: „Was wollen Sie?" Er antwortete: „Sie ansehen. Ich bedauere, dass ich kein Künstler bin, Sie malen zu können." Sein Blick umfasste mit ihr zugleich den Hintergrund, von dem sie sich abhob, den Rahmen, der sie umgab. Sie lachte in ungekünstelter Art: „Haben Sie mich hierherauf geführt, um mir Komplimente zu sagen? Sie kennen mich doch so weit, dass ich nach keiner Ball-Konversation Verlangen trage."

Er bestätigte dies mit einer Kopfbewegung, trat wieder näher auf sie zu und fragte: „Wissen Sie, was ich denke, Melissa?" Seine Anrede hatte auch das „Fräulein" fortgelassen, wohl zum erstenmal, doch ihr Aufblick drückte nicht aus, dass sie etwas darin vermisste. Dagegen musste sie merkbar ihren Lippen Zwang antun, ein Lächeln zu verhalten, das sie doch nicht gänzlich bei ihrer Erwiderung zu unterdrücken vermochte. So entgegnete sie: „Wie sollte ich das wissen können? Halten Sie mich für eine Gedankenleserin?"

Er fiel ein: „Ich sah Sie eben vor mir als Edelfräulein, als Burgherrin in Tagen, da diese Mauern noch einen stolzen Herrensitz bildeten. Dahin hätten Sie wundersam gepasst."

Nun flog ihr wieder ein offenes, heiteres Lachen vom Mund: „Ich danke. Mir scheint, Sie wünschen mich tot und begraben, um Ihr ästhetisches oder poetisches Wohlgefallen zu erregen."

Die Wimpern des jungen Offiziers zuckten plötzlich einmal zusammen, und in seinen Augen lag ein sonderbarer Ausdruck, als gewahre er einen Moment lang die vor ihm Sitzende nicht, sondern sehe durch sie hindurch in die Weite. Dann wiederholte er rasch: „Tot - gebrauchen Sie das Wort nicht, Melissa, man soll es auch nicht im Scherz unnötig aussprechen."

Wort und Klang der Stimme besagten, es habe ihn erschreckt. Vor seiner Phantasie musste sich die Farbe des Todes über dies herrlich blühende Lebensantlitz gelegt, ihm einen Anblick vorgetäuscht haben, den er noch nicht völlig von seinen Augen wieder abdrängen konnte. Die junge Dame hatte ihn verwundert angesehen, doch antwortete sie jetzt: „Sie haben recht, es flog mir so vom Mund. Unser Leben ist kurz genug und der Sonnenmorgen schön; man soll nicht unbedacht selbst Abendschatten hineinwerfen. Verzeih'n Sie's mir!"

Sie bot ihm dazu ihre Hand hin, von der sie beim Betreten der Ruine den perlfarbenen Handschuh abgezo-

gen hatte. Eine Unterstützung ihrer letzten Worte war's,
doch zugleich lag auch etwas wie ein Dank darin, dass die
Vorstellung, die sie seiner Einbildungskraft geweckt, ihn so
mit Schreck durchfahren habe. Er hielt einen Augenblick
die ausnehmend schön und vornehm geformte Hand, dann
bückte er sich schnell, seine Lippen darauf zu drücken. Es
konnte ein gewöhnlicher Akt der Galanterie und konnte ein
Ausdruck der Liebe sein; nicht die Handlung selbst ent-
schied darüber, sondern das Gefühl, das sie aufnahm. Eine
leicht in den Schläfen Melissas aufsteigende Röte verriet,
welche Auslegung sie dem Handkusse gab, doch ihr Mund
äußerte schnell: „Ich wusste bisher nicht, dass Sie auch zu
den Leuten des formellen Tons gehören, und reichte Ihnen
arglos die Hand als einem Freunde unsres Hauses. Aber
freilich, Sie sind Offizier, der keine Artigkeitspflicht gegen
Damen außer Acht lässt."

Eine Zurückgabe seines Tuns war es, Worte, die er
auslegen, auf die er entgegnen konnte, wie er wollte. Wenn
seine Miene aussprach, dass er sie als nicht wirklich gemeint, sondern nur als ein Hülfsmittel auffasste, dem Rot
in den Schläfen Melissas eine gleichgültige Deutung zu geben, dann war der Augenblick, der von Tag zu Tag unauf-
haltsam näher heranschritt, gekommen. Mit dem Ohr ließ
sich nichts vernehmen, aber das Gefühl empfand, zwei beschleunigte Herzschläge gingen hier und dort, erwartungs-
voll, von einem Laut, einem Blick, einer Regung abhängig.
Altfeld versagte die Sprache, doch es gab noch eine andre,
die keines Wortes bedurfte, um ebenso beredt zu sein.
Wenn er schweigend die schöne Hand nochmals an seine
Lippen zog, dann konnte kein Scherz mehr darüber forttäu-
schen, es sei nur ein nichtssagend galantes Tun. Und mit
stummer Bewegung bog sein Kopf sich nochmals abwärts.

Da klang aus der Luft herab ein Ton durch die Stille. Wie ein Ruf aus der Ferne war's; um die fichtenbewachsene Zinne des alten Bergfrieds hoch droben flog ein brauner Edelfalk und stieß einen Schrei aus, der, seltsam klagend, durch die Sonnenstrahlen verhallte. Mechanisch hob sich die Stirn Wolfgang Altfelds, unter der sein Blick suchend in die Richtung ging, aus welcher der eigentümliche, die Lautlosigkeit unterbrechende Ton gekommen. Ein paar Sekunden verrannen so, kaum mehr, doch auch sie hatten einen Durchbruch verursacht, die Spannung, die vor ihnen gewesen, aufgehoben. Es fiel nicht mehr möglich, das, was der junge Offizier zu tun im Begriff gestanden, so auszuführen, dass es sich noch die Bedeutung einer nicht misszuverstehenden Erwiderung auf die jetzt schon zu lange verklungenen Worte Melissas bewahrt hätte. Derartiges musste der Augenblick vollbringen, die kürzeste Zeitversäumnis benahm ihm die elektrische Wirkung und Wirklichkeit des unmittelbaren Impulses. Doch nur ein Versäumen war's, kein Verlieren; mit Sicherheit kehrte der nämliche Augenblick über kürzer oder länger wieder. Und nicht wesenlos war der scheinbar ungenützt entflohene vorübergegangene. Er hatte Altfeld mit Gewissheit erfüllt, dies schöne Menschengebilde gehöre ihm an, wenn er fragend und fordernd die Hand danach ausstrecke. Im Gegenteil, fast köstlicher war es so, ein reizendes Spiel, das nie wiederkehrte, die Entscheidung noch hinauszuzögern. Ein des Gewinnes sicher bewusstes, hold tändelndes Spiel mit ihrem und dem eigenen Herzen.

Er setzte sich an die Seite Melissas auf die Bank zurück, deutete nach dem noch fortkreisenden Turmfalken und knüpfte an ihn eine Betrachtung über Vergehen und Fortdauer auf der Erde. Der anmutig umherschwebende

Vogel war nicht Schillers „neues Leben, das aus den Ruinen blühte" [*Wilhelm Tell*], sondern Weitererhaltung eines mutmaßlich schon Jahrtausende lang auf diesem Gipfel stetig vererbten, das die Erbauung des alten Bergfried und die ersten Burgbewohner, das Hinschwinden der letzten und den Zusammenbruch des mächtigen Schlossbaues gesehen. Über dem Kommen und Gehen der Menschen darin, über ihrem Glück und Leid, ihrem Glanz und Verfall hatte immer der braune Falk so gekreist, nach Ablauf einer Zeit stets ein andrer und doch stets der gleiche. Alle Gedanken, die hier durch Jahrhunderte unter ihm Köpfe und Herzen bewegt und erregt, hatten ihn nie bekümmert, und über der Trümmeröde schlug er heut seine Flügel, wie über der stolzen Palastzinne. Er wusste nicht, dass die Menschen ihn einer Gattung zugeteilt, ihm einen Namen gegeben, und er erfuhr es nie, bis einmal der letzte seiner Art tot aus der Luft herabfiel. Vielleicht war dann schon lange vor ihm das ganze Menschengeschlecht vom Erdboden abgeschwunden, wie gegenwärtig die ehemaligen Insassen dieser zerfallenen Burg, und der Falk hatte noch ungemessene Zeit immer ebenso über einer ausgestorbenen Welt fortgekreist. Es rührte seltsam an, wenn man ihn da droben schweben sah, den unvergänglichen, ewig gleichgültigen für alle Vernunft und Torheit, allen Fortschritt und alles hohe Selbstbewusstsein der Menschheit.

Melissa hörte aufmerksam dem lebendig-nachdenklich in Worte gekleideten Gedankengang ihres Gefährten zu, doch ihre Miene gab kund, dass sie die letzte Empfindung desselben nicht teilte. Auch ihr Mund sprach es aus: „Ich kann nichts Seltsames darin finden, sondern nur Natürliches: es ist die Art des Falken, so in einem Turm zu hausen und ihn zu umfliegen, und mich däucht, eher wäre das Gegenteil sonderbar, wenn er einmal in seinen Nachkommen von dieser Gewohnheit abließe. Auch interessieren mich, offen gesagt, die Menschen, die hier gelebt haben, mehr, als die Vögel, die nach ihnen in der Ruine geblieben sind. Wissen Sie mir nicht von ihnen etwas zu erzählen? Das würde ich gerne hören."

Es war nicht viel, was Altfeld über die Geschichte der Burg und ihrer Besitzer in Erfahrung gebracht hatte, doch es reichte zu einem Wechselgespräch von Fragen und Antworten hin, in das die junge Gräfin manche kluge und geistreiche Bemerkung einschaltete. Man empfand, sie trachtete, wo sich eine Gelegenheit darbot, nach Bereicherung ihrer Kenntnisse; dem Begehren ihrer Natur entsprach das historisch Beglaubigte, in der Wirklichkeit Geschehene. Dies begegnete bei ihr klarstem Verständnis, selbst einer, wenn auch ungeschulten, doch oftmals sicher zutreffenden instinktiven Kritik, mit der sie das geschichtlich Begründete von sagenhafter Zutat zu scheiden verstand. Die Gesprächsführung der Beiden hätte einem Zuhörer jetzt fast den Eindruck einer wissenschaftlichen Wechselrede verursachen können, die keinen Anlass zur Wiederkehr des vorher unbenützten Augenblickes darbot. Dann ward auch die Möglichkeit einer Erneuerung desselben dadurch abgeschnitten, dass um eine Mauerecke her der Bruder Melissas zurückkam. Sein Hofmeister befand sich neben ihm und suchte ihn, nachdem er einen Blick auf die Bank vorausgeworfen, noch von dieser abzulenken; doch er hatte keine Auskunft über eine von dem Knaben aufgefundene eigenartige Blume erteilen können und der Letztere eilte auf seine Schwester mit der Frage zu: „Weißt Du, wie sie heißt?" Es war eine hohe, aufrechtstehende, weiße Blütenähre, von der in der Nähe ein

süßer, fast betäubender Duft ausging; die Befragte antwortete leicht zerstreut: „Ich kann's Dir nicht sagen, darin
bin ich nicht bewandert." Nun streckte der junge Offizier
die Hand nach der Pflanze und sagte: „Wenn Du's zu
wissen wünschest, es ist eine Orchidee und heißt ‚zwei-
blättriges Knabenkraut' oder ‚weißer Kuckuck' - für Deine
lateinische Wissbegier ‚Plantanthera bifolia'."
   Überrascht fiel Melissa ein: „Beschäftigen Sie sich
mit Botanik?"
   „Der Name kam mir beim Anblick wieder herauf,"
entgegnete Altfeld; „ich tat's einmal in meiner Jugend."
   Sie stieß heiter hervor: „Das klingt, als seien Sie
heut' alt wie Methusalem."
   Er hatte mechanisch die Blume seinem Gesicht
genähert und entfernte sie von demselben wieder mit
einem schnellen Ruck. Auf die Frage: „Was war Ihnen?"
antwortete er: „Sie riecht, wie - "
   Es schien, dass er nicht wusste, womit er den
Geruch vergleichen solle, denn er sprach nicht aus. Nun
griff Melissa nach der weißen Blüte, zog den Duft derselben ein und sagte: „Ja, sie riecht zu stark, mich däucht,
wie man sich eine Totenblume vorstellt. Auch die Farbe
passt dazu."
   Sie warf die Orchis aus der Hand, und die Gesellschaft brach auf, den Rückweg anzutreten. Es war immer
noch klare Morgenfrühe, deren Licht die Trümmerreste der
Ruine scharf und nüchtern gegen das beinah grelle Him-
melsblau abhob. Das Hinuntergelangen erwies sich hie
und da beschwerlicher, als der Aufstieg, gab mitunter zu
Scherz und Spaßwort Anlass. An schwierigen Stellen bot
Altfeld seiner Begleiterin zur Hülfsleistung die Hand. Sie
stützte sich nur leicht darauf, doch einmal verschlangen

sich seine Finger dabei derartig mit den ihrigen, dass es eines Augenblicks bedurfte, sie wieder auseinander zu lösen. Wie es geschehen sei, hatte niemand beachtet; Melissa sagte: „Ich war ungeschickt," der junge Offizier behauptete indes das Gleiche von sich. Sie stritten, um sich schließlich dahin zu vereinigen, die Finger auf beiden Seiten hätten die Schuld getragen und eigenmächtig ohne Auftrag und Vorwissen ihrer Herren gehandelt. Zu dieser Erklärung lachten beide, für den Knaben unverständlich warum, dass er fragte: „Was war denn so komisch dabei?" Nun lachten sie wieder über diese Frage; der Hofmeister, der schon rascher voraufgegangen, rief seinen Zögling zu sich, ihm etwas zu zeigen. So setzte die kleine Gruppe, in zwei Hälften getrennt, den Weg zum Tal hinab fort, das die erste um eine Weile früher, als die zweite, langsamer nachfolgende erreichte. Drunten wies Altfeld nach der Hügelbank unfern vom „Waldhorn" und sagte: „Von dort sehe ich abends, wenn ich aus Ihrem Hause fortgegangen, stets noch Ihr Licht, Melissa, bis es erlischt; dann gehe auch ich auf mein Zimmer." Sie antwortete, ihn halb schalkhaft ansehend: „Warum? Sind Sie ein solcher Lichtfreund? Ich werde Ihre Ausdauer einmal auf die Probe stellen, meine Kerze fortbrennen lassen und Sie am andern Tag fragen, zu welcher Stunde mein Fenster dunkel geworden. Nun sind wir wieder unten; schade, es war schön droben. Fanden Sie's nicht auch? Da merke ich erst plötzlich, dass ich meinen einen Handschuh oben auf der Bank vergessen habe. Wie man so gedankenlos sein kann! Wenn Sie noch einmal wieder hinaufkommen, bitte ich Sie, ihn mitzubringen."

      Er versetzte: „Ja, wenn ich - wenn ich ihn behalten darf."

„Glauben Sie, dass er Ihnen passt?" Sie blickte ihn lachend an. „Und was wollen Sie mit einem für Ihre zwei Hände?"

„Es kommt mir nur auf eine Hand an," antwortete er, „mit der sind meine Wünsche erfüllt."

Seine Augen hielten sich auf ihre entblößte Hand niedergerichtet; sie gab rasch zurück: „Wie bescheiden Ihr stolzen Herren der Schöpfung doch seid, Euch mit etwas so Geringfügigem zu begnügen. Ich muss Ihnen Abbitte tun, denn ich hatte Sie für anspruchsvoller gehalten." Wie das über die sonnenhelle Wiese klang! Ein reizendes Spiel hin und wieder war's zwischen dem bunten Kelchgewoge, in dem unsichtbar der lächelnde Götterknabe hingestreckt lag und an allem Aufblühen des jungen Sommerlebens webte.

*   *

*

Vom Dorfturm schlug es erst die zehnte Morgenstunde, als Wolfgang Altfeld auf sein Zimmer im „Waldhorn" zurückkam. Doch schien der Tag ihm schon lang, als habe er nicht erst begonnen, sondern müsse bereits seinem Ende zuneigen. Der Frühgang hatte ihm einen Anflug von Müdigkeit um die Sinne gelegt, die hold und traumhaft war, etwas von einem leichten Rausch besaß. Er setzte sich mit geschlossenen Augen und dachte zum benachbarten Landhause hinüber. Vor ihm stand das Bild Melissas, wie um eine Stunde zuvor droben in der Ruine; ebenso deutlich sah er's, herrlich in Jugend und Schönheit leuchtend. Was tat sie jetzt? Das sagte ihr Anblick ihm nicht, doch er wusste es ungesprochen. Ihr Denken ging zu ihm herüber, wie das seinige zu ihr; in Wirklichkeit hatten sie sich nicht getrennt, blieben bei einander, nur nicht in einem, sondern in doppeltem Raum. Aber trotzdem lag Widernatürliches darin; weshalb waren sie nicht in demselben beisammen? Es zog ihn vom Sitz auf; nur einige Minuten, nur wenige Schritte und ein einziges Wort, so geschah's, und sie trennten sich nicht mehr. Nur fand er sie drüben jetzt vermutlich nicht allein, wie auf der Bank unter dem alten Gemäuer; dann war sein Kommen fruchtlos, nichts als ein Besuch, der sich auf eine nichtige „Konversation" in Gegenwart der Eltern und mit diesen beschränkte. Er setzte sich wieder zurück; die Frist, die er mit ihr unter vier Augen zugebracht, hatte er töricht versäumt und litt nun gerechte Strafe dafür. Ihm ward zweifellos, das Haus sei nicht der geeignete Ort für sein Vorhaben und das Hinübergehen werde nicht nur den Zweck verfehlen, sondern obendrein eine verlegen-lächerliche Situation herbeiführen. Und es war fragwürdig, ob sich ihm heut' überhaupt noch eine Gelegenheit bot, allein mit Melissa zu sprechen.

Er fühlte Verdruss über sich selbst, der noch lange Vormittag sah ihn leer, nur mit Unmut gefüllt, an. Sein Blick ging umher; da lag das kleine Bändchen, das er gestern aus der Stadt mitgebracht, und er streckte die Hand danach, um sich über seine Missstimmung wegzutäuschen. Einzelnes aus den Hölderlinschen Gedichten hatte er bereits am Tage zuvor gelesen und sich dabei entsonnen, dass es ihm schon bekannt gewesen, von früher, als er ein lebhaftes Interesse für Dichtung besessen. Eins besonders war ihm eigen entgegengekommen, denn es klang, als sei es für seine Gegenwart empfunden und geschrieben. Er schlug den „Gott der Jugend" auf und las die ersten Strophen wieder:

> *„ Gehn dir im Dämmerlichte,*
> *Wenn in der Sommernacht*
> *Für selige Gesichte*
> *Dein liebend Auge wacht,*
> *Noch oft der Freunde Manen*
> *Und, wie der Sterne Chor,*
> *Die Geister der Titanen*
> *Des Altertums empor:*
>
> *Wird da, wo sich im Schönen*
> *Das Göttliche verhüllt,*
> *Noch oft das tiefe Sehnen*
> *Der Liebe dir gestillt:*
> *Belohnt des Herzens Mühen*
> *Der Ruhe Vorgefühl,*
> *Und tönt von Melodieen*
> *Der Seele Saitenspiel:*
>
> *So such' im stillsten Thale*
> *Den blütenreichsten Hain*
> *Und gieß' aus goldner Schale*
> *Den frohen Opferwein!*
> *Noch lächelt unveraltet*
> *Des Herzens Frühling dir,*
> *Der Gott der Jugend waltet*
> *Noch über dir und mir. "*

Altfeld las mit halblauter Stimme, der Klang der
Verse ging melodisch durch das Zimmer. Ja, das war seine
Gegenwart, in die schönste Verklärung dichterischen Empfindens und Ausdrucks getaucht. Im Innersten erfassend
und doch zugleich tiefbeschwichtigend, legte es sich auf
das Gemüt dessen, der so mit- und nachfühlte. Aus einem

Wunderborn kam's, der, die Lippen netzend, wie Lethes Wasser Glück und Leid des eignen Seins zur Vergessenheit brachte, um es von der Erde aufzuheben und gleich einer leuchtend weißen Wolke hoch ob den Banden des Irdischen in stiller Ätherruhe dahinschweben zu lassen. Diese Wirkung übte alles, was Hölderlin gedacht und empfunden, jede Zeile von ihm atmete den Anhauch einer über den Gefilden und Gefühlen des Alltags ewig lächelnden und leuchtenden göttlichen Schönheit aus. Die Augen des Lesenden hafteten hier und dort auf den Blättern; nun übergingen sie das Bruchstück der „Nacht". Vielleicht das Höchste von allem war's, das Wundersamste, was jemals von Menschenlippen, aus tiefstem Aufschauern eines Menschenherzens gekommen. Doch im goldstrahlenden Sonnentag verblasste sein geheimnisvolles Lichtweben, es gehörte der Stunde an, in welcher „die Fremdlingin unter den Menschen über Gebirgeshöhn traurig und prächtig heraufkam". [Hölderlin; „Die Nacht".]

Da erfasste eine zweistrophig kurze Ode mit der Überschrift: „An die jungen Dichter" ihm den Sinn:

„*Lieben Brüder, es reift unsere Kunst vielleicht,*
Da, dem Jünglinge gleich, lange sie schon gegärt,
Bald zur Stille der Schönheit;
Seid nur fromm, wie der Grieche war!

Liebt die Götter und denkt freundlich der Sterblichen!
Haßt den Rausch wie den Frost! lehrt und beschreibet nicht!
Wenn der Meister euch ängstigt,
Fragt die große Natur um Rat!"

Das war auch zu ihm gesprochen, oder vielmehr, in vergangener Zeit hatte es ihm ebenfalls gegolten. Es wachte ihm auf, dass auch er seinem Fühlen und Denken ehemals in Gedichten Ausdruck zu geben gesucht, schon als Knabe, und mehr noch, wie er zum Jüngling herangewachsen. Dann war der heftige Drang in ihm erloschen, als er mit zwanzig Jahren seinen Lebensplan geändert und Offizier geworden. Warum? Was hatte ihn dazu geführt?

Er warf die letzte Frage, die sich ihm, wie nach Antwort verlangend, aufdrängen wollte, von sich ab und fesselte seine Gedanken an die Ode zurück. Ihm galt sie nicht mehr, doch den „jungen Dichtern" der Gegenwart, von denen dann und wann in den letzten Jahren ein Klang ihm ans Ohr gekommen. Es bot den Anschein, als ob sie der Weisung Hölderlins nachfolgten, sich auf sein Mahnwort berufen konnten: „Fragt die große Natur um Rat!" Denn sie behaupteten, dies eben sei der Grundquell, aus dem ihr Dichten entspringe, und sie benannten sich danach. Doch - wenn sie Hölderlin und seinen Ausspruch überhaupt kannten - wie fälschlich verstanden sie ihn! Beide gebrauchten das nämliche Wort, doch sie redeten damit in verschiedenen Sprachen, in denen des höchsten Gegensatzes. Dem Einen war die Natur die „große" um ihrer Schönheit willen, mit der sie seine Sinne und seine Seele ganz durchdrang. Bei den andern blieben Auge und Ohr, Begreifen und Empfinden dafür blind und taub; sie sahen und hörten um sich und in sich nur die Hässlichkeit der Natur, und sie wähnten sich selbst „groß", wenn sie das Bild von ihr, das ihr armer Blick allein aufzunehmen vermochte, wiedergaben. Sie trachteten, „zu lehren und zu beschreiben", und glaubten dadurch ihre Kunst zu höherem Ziele zu „reifen". Und so verständnisleer in ihrem Innern waren sie, dass keine Ahnung sie berührte, was das unantastbare Wesen der Dichtung sei, ihr Ewiges, durch

das sie den Namen der „göttlichen" verdiene: Über das
Gemeine erhaben, Glück und Leid des Menschenlebens zu
veredeln und in ihnen die Schönheit zu deuten. Altfeld dachte weiter. Die Begabung dazu hätte
vielleicht einigen dieser „jungen Dichter" nicht gemangelt,
die Natur hatte sie in Wirklichkeit zu solchen veranlagt.
Doch um so schlimmer, dass sie ihre hohe Mitgift in sich
verkehrten, sie für einen schnöden Gewinn entwürdigten.
Denn was sie dazu trieb, war der Beifallslohn der plumpen
Masse, g e g e n die sie zu kämpfen berufen worden, und
als deren Söldner sie statt dessen ihre Renegatenwaffen
wider die hehre Göttin selbst wandten. Auch das hatte
Hölderlin schon gesprochen; der junge Offizier erinnerte
sich daran und suchte blätternd, bis er die Strophe fand:

> *„Ach, der Menge gefällt, was auf den Marktplatz taugt,*
> *Und es ehret der Knecht nur den Gewaltsamen;*
> *An das Göttliche glauben*
> *Die allein, die es selber sind. "²*

Der Blick des Lesenden hob sich zu dem vorauf-
gehenden Gedicht: „Sonnenuntergang", und dies schloss
ihm einen Weiterklang des gleichen Empfindens an:

> *„Wo bist du? trunken dämmert die Seele mir*
> *Von aller deiner Wonne; denn eben ist's,*
> *Daß ich gelauscht, wie, goldener Töne*
> *Voll, der entzückende Sonnenjüngling*
>
> *Sein Abendlied auf himmlischer Leier spielt;*
> *Es tönen rings die Wälder und Hügel nach,*

---

²Dies ist der zweite Vers von Hölderlins „Menschenbeifall."

Doch fern ist er zu frommen Völkern,
Die ihn noch ehren, hinweggegangen."

Kehrte noch einmal eine Zeit, in der auch das deutsche Volk - nicht nur ein verschwindend kleines Bruchstück desselben - ihn noch wieder ehrte? Wolfgang Altfeld neigte zu optimistischer Lebensauffassung; er sagte sich, es sei nicht denkbar, dass ein Volk von der geistigen und gemütlichen Vergangenheit des deutschen auf die Dauer nicht den aufdrängenden Trieb in sich erzeugen müsse, aus dumpfem Nebelgrund und eklem Modergeruch in die Sonnenluft leuchtender Höhen zurückzugelangen. Und es werde - vielleicht eher, als man erwarte - im Tiefsten angewidert, über die pöbelhaft oder knabenhaft gefälschte Dichtung, die man ihm statt der echten zu bieten gewagt, hinweggehen, um schon nach wenigen Jahren vergessen zu haben, dass sie und die ohnmächtigen Nacheiferer des Herostrat jemals gewesen.

Der junge Offizier sah empor und fügte seinen Gedanken laut nach: „Vielleicht auch nicht. Welchen Zugang haben die Edlen, der höhere Geist zu einem Volk? Zu seinem schlimmsten Teil, denen, die sich gebildet g l a u - b e n ?"

Das war ein schwarzblickender Zweifel, der sich schwer an die leichten und lichten Schwingen der voraufgeflogenen freudigen Zuversicht zu hängen und sie gelähmt herabzuziehen suchte; auch eine Frage, der er nicht weiter nachsinnen mochte. Um sich von ihr loszumachen, schlug er wieder die Blätter des kleinen Bändchens um. Nun trat ihm anderes darin entgegen, Gedichte bei denen sich mehrfach die nämliche Überschrift wiederholte: „Diotima". Altfeld kannte ihre Bedeutung und die Lebensgeschichte Hölderlins; sie enthielten das Gedächtnis einer

Toten, die lange vor ihm ins Grab gelegt worden. Doch in ihm war sie nicht gestorben; er hatte ihr Leben wie ein heiliges Götterbildnis auf dem Altar seines Herzens fortbewahrt, und die Seele seiner Dichtung war sie geblieben, überall aus dieser geheim oder gleich einer Sonne aufleuchtend, selbst noch in der Nacht seines Irrsinns. Denn er hatte sie geliebt, die einzige, die ihn mit einer göttlichen Übergewalt zu dieser vollen Hingabe seines ganzen Wesens gezwungen. Da stand es in seiner klagend hohen Schönheit gesprochen:

„Leuchtest du wie vormals nieder,
Goldner Tag! und sprossen mir
Des Gesanges Blumen wieder
Lebenatmend auf zu dir?
Wie so anders ist's geworden!
Manches, was ich traurig mied,
Stimmt in freundlichen Accorden
Nun in meiner Freude Lied.
Und mit jedem Stundenschlage
Werd' ich wunderbar gemahnt
An der Kindheit stille Tage,
Seit ich sie, die e i n e , fand.

Diotima! Edles Leben!
Schwester, heilig mir verwandt!
Eh' ich dir die Hand gegeben,
Hab' ich ferne dich gekannt.
Damals schon, da ich in Träumen,
Mir entlockt vom heitern Tag,
Unter meines Gartens Bäumen
Ein zufriedner Knabe lag,
Da in leiser Lust und Schöne
Meiner Seele Mai begann:

Säuselte, wie Zephyrstöne,
Göttliche, dein Hauch mich an.

Ach! und da, wie eine Sage,
Jeder frohe Halt³ mir schwand,
Da ich vor des Himmels Tage
Darbend, wie ein Blinder stand,
Da die Last der Zeit mich beugte,
Und mein Leben, kalt und bleich,
Sehnend schon hinab sich neigte
In der Toten stummes Reich:
Wünscht' ich öfters noch, dem blinden
Wanderer, dies e i n e mir,
Meines Herzens Bild zu finden
Bei den Schatten oder hier."

Die höchste Vereinigung für das Sein eines Menschen war Diotima ihm gewesen, das Bild seines Herzens und der Genius seiner Dichtung. Hatte auch sie ihn ge-- liebt?

Von ihren Lippen war - so weit es eine Kunde darüber gab - niemals ein Wort der Liebe zu ihm gekommen. Aber das beantwortete die Frage nicht, denn sie konnte auch sein Bild schweigend als Höchstes im Herzen getragen haben. Und alles Nachempfinden sprach dafür, dass sie's getan. Die Flamme der Liebe schlug nur empor, wenn sie von Liebe entzündet ward.

Freilich, er sprach sie „Schwester" in dem Gedicht an. Hatte e r geglaubt, sie trage nur die Liebe einer Schwester für ihn in sich? War sie so stark gewesen, ihm den

---

³„Halt". Bei Hölderlin steht „Gott". Auch in Jensens Manuskript in der Wienbibliothek im Rathaus (H.I.N. 62205) steht „Gott". Ob Jensen die Änderung selber gemacht hat oder davon wusste, ist nicht bekannt. HH.

wahren Schlag ihres Herzens bis zum Tode zu verhehlen? Vielleicht weil sie gefühlt, sie werde früh sterben und ihn noch lange auf der Erde zurücklassen?

Wolfgang Altfeld fuhr plötzlich aus den Gedanken, die sich ihm fortgesponnen, auf, flog vom Sitz empor und sah verwirrt um sich. Seine Hand warf fast die Hölderlinschen Gedichte von sich auf den Tisch, als ob ihn plötzlich Erschreckendes aus ihnen angefasst habe. Auch aus dem stillen Raum um ihn her, denn er griff nach seinem Hut; es trieb ihn unruhvoll fort.

Warum? Wohin? Nun besann er sich. Er hatte etwas vergessen, und ohne sein Wissen eine Mahnung daran in ihm fortgearbeitet. Doch was war's?

Da kam's ihm: Der Handschuh Melissas, den sie droben in der Ruine liegen gelassen. Den wollte er holen, jetzt gleich, um ihn ihr am Nachmittag zu bringen. Und er wollte sich auf die Bank setzen, wo er neben ihr gesessen, töricht den entscheidenden Augenblick seines Lebens versäumt hatte, und ihr Bild sollte mit ihrer ganzen, übergewaltig bezwingenden Schönheit, gleich dem Diotimas dort vor ihm stehen und ihn anblicken.

*   *

*

Wie Altfeld in den Wald hinanstieg, durch dessen Lücken der Bergfried auftauchte und verschwand, ertönte hinter ihm wieder Glockenschall vom Dorfkirchturm. Es schlug Mittagstunde, doch der Klang verzitterte, nur eben mehr hörbar, in der heißen Luft, als komme er nicht vom nahen Talgrund herauf, sondern aus einer weiten Ferne. Im Schattendunkel schritt der Wandrer auf dem Pfade vorwärts, den er heut schon zweimal zurückgelegt, aber trotzdem kam der Weg ihm fremd vor, wie wenn er ihn zum erstenmal gehe. Sonderbare Baumwurzeln, deren er sich nicht entsann, dass sein Blick sie zuvor gesehen, krümmten sich vor ihm herüber und hinüber; er stand manchmal ungewiss still, ob er sich auf dem richtigen Weg befinde. Dann lichtete sich das Laubgezweig, und auf dem grünen Mattenhang lag die Ruine da. Kein Zweifel, sie musste es sein, es gab keine andere hier; sie war's und war's doch auch nicht. Er erkannte die Form des zunächst vor ihm ragenden Mauerstückes wieder, und dennoch sah er darauf hin, als müsse eine Gedächtnistäuschung drin liegen. Hart und scharfkantig stand es ihm in der Erinnerung, doch jetzt zerfloss es weich-verschwommen unter einem leise wallenden Goldschleier. Am Boden sprühte es nicht von Taudiamanten, und das hundertfältige Pflanzengewucher umher blitzte nicht morgenfrisch mit funkelnd grünem Licht, sondern alle Blätter tranken das Glanzgeriesel aus der Luft ein, ohne es zurückzuwerfen. Kein leisester Hauch regte sie, jedes neigte sich leicht, wie ein müd herabnickendes Augenlid. Und kein Laut mehr klang draus auf, kein Vogelschlag; eine zu Todesruhe ausgestorbene Welt war's. Auf einer Blütendolde saß ein Pfauenauge mit auseinander gebreiteten Flügeln, die bunten Sterne seiner Schwingen leuchteten weithin. Doch der Falter blieb völlig regungslos in seiner Lage, als sei er so vom Schlaf überwältigt und habe nicht mehr die Bewusstseinskraft gehabt, seine Fittige wie sonst zusammenzuklappen. Das Abendschweigen der letzten Dämmerung, das die Natur zur Nachtruhe hinbettete, konnte nicht tiefer sein, als diese heiße Mittagsstille, die ihr blendend-glühendes Strahlennetz hier über der unbeweglichen Trümmereinsamkeit ausgespannt hielt. Aber wenn auch noch so anders die Sinne an-rührend und fremdverwandelt, war's doch zweifellos die Stätte, die Wolfgang Altfeld gesucht. Dort unter dem Gemäuer stand die Bank, und wie er näher hinzutrat, schimmerte ihm von ihr der vergessene Handschuh entgegen. Er setzte sich, nahm ihn und drückte ihn an seine Lippen. Das hätte er um kurze Stunden vorher der schönen, lebendigen Hand tun sollen, welche diese leere Hülle von sich gestreift. Wie tot und arm war sie, kühl und stumm. Da befand sich noch etwas, was an sein Zusammensein hier mit Melissa erinnerte. Vor sich hinblickend, gewahrte er die am Boden liegende weiße Orchis, die sie dorthin fortgeworfen. Doch ihr Hand hatte die Blume gehalten, dadurch gewann auch diese einen Wert, und mechanisch streckte der Sitzende die Rechte nach der langen Blütenähre nieder. Ihre kleinen Kelche hingen schon welk an dem Stiele, aber in diesem Zustand strömten sie einen noch stärkeren narkotischen Duft, als zuvor, aus, der den ganzen Luftumkreis in ihrer Nähe erfüllte. Ein paar Sekunden saß Altfeld, ohne sich zu rühren, dann ging ihm einmal ein Zucken durch den Arm, mit dessen Hand er den perlgrauen Handschuh hielt. Seine Augen sahen, sich groß erweiternd, auf diesen hinunter, als gewahrten sie etwas an der Art oder Farbe desselben zum erstenmal. So blieb er, einigemal mühsam aufatmend, bis er mit einer jähen Bewegung den Handschuh in seiner Tasche verbarg. Zugleich erhob er sich von der Bank und blickte verworren vor sich hinaus. Seine andere Hand hielt noch die weiße Orchis, und der betäubende Geruch ihrer welken Blätter war es wohl, was ihm den Atem erschwerte. Doch er folgte dem Beispiel Melissas nicht nach, die zu stark duftende

Blume von sich zu werfen, sondern seine Finger zogen sich
um ihren Stengel noch fester, wie von einem leichten
Krampf gegen die Handfläche gebogen, zusammen.
Nun befand er sich nicht mehr außen am Rande,
sondern im Innern der alten Trümmerwelt. Wie er hierher-
geraten, wusste er nicht, aber phantastisch umgaukelte es
ihm den Sinn, als sei die Orchis vor ihm aufgeschwebt und
habe ihn nach sich gezogen. Auf und ab über zerschartete,
in den Felsgrund gehauene Treppen, durch düstere Gewölbe zurück in grelles Licht dicht von armesdickem Epheu
umsponnener Höfe und Winkel. Die Überreste einer machtvollen, scheinbar nicht endenden Burg umschlossen ihn.
Hoch ihm zu Häupten drohte gewaltiges Mauerwerk offenbar eines ältesten Schlossbaues, eine Reihe noch wohler-
haltener romanischer Fensterbogen deutete auf einen vornehmen Rittersaal; wie mit blassblauen Augen sahen sie
ihn an, denn der Himmel blickte durch ihre hohlen Rahmen
herab. Doch unter sich in der Tiefe gewahrte er noch ebenso zerfallene Bauten, überall gelblich-weiß die Strahlenglut
zurückwerfendes, bröckelndes Gestein. Ein oft unerklärba-
res Gewirr von Auf- und Abstiegen, Vorsprüngen, Verließen,
getreppten Giebeln, Türwölbungen, die aus der Höhe in
leere Luft hinausgingen. Alles von Kiefern- und Tannen-
wurzeln durchdrungen, in kaum begreiflicher Weise für ihre
kleinen Nadelkronen Nahrung aus dem dürrsten Gestein
ziehend; da oder dort überschattete dies der hohe Wipfel
eines Jahrhunderte alten, aus dem Boden ehemaliger Ge-
mächer aufgeschossenen Laubbaumes. Von kunstreichen,
ihrer Brüstung beraubten Söllerträgern nickte statt der
Menschen, die einst droben gestanden, gelbblühender
Pfriemenstrauch; Rundtürme hatten die Hälfte ihrer
Peripherie verloren und zeigten die Ansätze von Wendel-

stiegen, den Windungsrippen eines bleich verwitterten Schneckengehäuses ähnelnd. Vergangenheit und Vergessenheit.

Altfeld sah das alles und sah es nicht. Es stand vor seinen Augen und sie nahmen es auf, doch ohne sein Denken damit zu verbinden. Nur wie ein Traumbild war's. Er fühlte sich müde, als sei er weit gegangen. Das war er wohl auch schon, obgleich er sich nicht besinnen konnte, von wo und wohin. Nun gewahrte er unter noch hochragendem Giebelstück eine Fensternische mit einem alten Steinsitz zur Seite. Darauf ließ er sich instinktiv nieder und blickte vor sich hinaus.

Ein breiter Terrassenweg musste hier einstmals den Ober- und Unterbau der Burg abgesetzt haben, doch seit Jahrhunderten war an seinen Rändern hohes Gesträuch aufgewachsen, hatte sich über ihm zusammengeflochten und ihn in ein langes, grünes Gewölbe umgewandelt. Ein Licht lag drin, wie irgendwoher von einem Goldgrund zurückgeworfen, da und dort fielen funkengleich kleine verirrte Sonnenblitze durch das Blätterdach. Tief schweigend zog der grade Gang sich in undeutlicher verschleierte Weite. Die Augen des Sitzenden hielten sich nach dieser hinübergerichtet; so grabesstill war's, als sei es ein sonderbarer, nicht nächtlich finstrer, sondern von geheimnisvollem Glanz durchwebter Zugang in die Unterwelt. Nur einmal kam ein Ton durch die Lautlosigkeit, ein Geraschel zwischen Gestein in dürrem Blättergrund. Der Kopf Altfelds drehte sich dorthin. Was war's? Nichts, auch für den gespannten Hinblick, als habe etwas Unsichtbares das Geräusch veranlasst. Und nun wieder alles hauchlos still.

Dann einmal eine ganz winzige Lebensregung. Auf dem verwitterten Fensterhöhlungsgesims lag ein schmaler, heißer Sonnenfleck, in den ein kleines, kaum über linsenkorngroßes Insekt hineinflog. Aber das Dingchen funkelte und flammte so, als sei es das Miniaturbild eines Ritters, der eine aus Gold, Rubin und Smaragd zusammengesetzte Panzerrüstung trage. Danach war es vielleicht auch entomologisch ‚Pezomachus', ein Fußkämpfer, benannt, und der junge Offizier kannte diesen Namen, wie den Träger desselben aus seiner Knabenzeit. Doch wie das winzige Stückchen Lebens gegenwärtig da in dem Sonnentupfen blitzte, war's ihm, er habe noch niemals derartiges gesehen, es könne kein Geschöpf der wirklichen Natur sein, sondern müsse sich aus irgend einer andern, märchenhaften Welt hierher verirrt haben. Und zauberkurz dauerte auch nur sein Bleiben; ohne dass man ein Regen der Flügel aufgefasst, war es, einem versprühenden Funken gleich, spurlos wieder verschwunden.

Nun abermals das Nichts an Ton und Bewegung. Nur hier stumme Fülle des Lichts, dort grüngoldene Dämmerung.

Wolfgang Altfeld blickte jetzt durch den verödeten Fensterrahmen. Drunten, nicht wahrnehmbar, lag das Tal, dann die jenseitige Bergwand; dahinter stieg eine hohe Kuppe auf, gegen die eine blendend glanzhelle Wolke, die einzige im weiten Blau, hinanzog. Man konnte eine Gestalt und ein Gesicht in ihr wahrnehmen, und als strecke sie zwei schimmernde Arme vorauf nach dem dunklen Gipfel.

Plötzlich schoss ein falkengroßer Vogel mit schneeweißem Gefieder an dem Fenster vorbei. Nur seine Flügel trugen einen lichtblauen Schmelz von der Farbe wie blasser Frühlings-Ehrenpreis. Völlig lautlosen Fluges, und kaum mehr als auf einen Blick hin unterscheidbar. Denn er trat gegen die weiße Wolke und zerging mit ihr in Eins.

Was konnte es gewesen sein? Der junge Mann dachte nach; in deutschen Landen, fern vom Meer ab gab es gar keinen solchen Vogel. Er sah Dinge, die nicht in Wirklichkeit, sondern nur in der Einbildung seiner Sinne waren, von diesen geschaffen wurden.

Das war Überreizung, ein längeres Verbleiben hier tat ihm nicht gut, und er wollte fort. In der Vorstellung vollbrachte er dies auch, doch die müden, schweren Glieder gehorchten seinem Willensantrieb nicht. So blieb er auf der Steinbank, ohne sich selbst klar darüber zu sein, ob er davongehe oder noch sitze.

Aber dann trieb etwas anderes ihn dennoch auf. Eine Erdhummel kam und summte mit unablässigem dumpfen Gebrumm dicht um ihn herum. Er scheuchte sie, doch nur flüchtig zur Seite weichend, kehrte sie stets wieder; ihr Nest mochte sich hinter seinem Rücken am Boden befinden. Er fürchtete keinen Stich von ihr, aber sie ward ihm lästig, das ununterbrochene Gesummse erzeugte ihm eine widerwärtig im Ohr vibrierende Tonempfindung. Auch das entsprang aus einer anormalen Reizbarkeit, indes er war in den letzten Tagen nervös erregt und ward dadurch in seinem Tun beeinflusst.

Kaum jedoch hatte er den Sitz verlassen, sich noch nicht zehn Schritte entfernt, als ihm etwas den Kopf herumzog. Eigentümlich, ein Anhauch oder ein Ton, oder eigentlich keins davon, wenigstens ihm nicht zum Bewusstsein kommend, sondern nur ein Gefühl, dass etwas hinter ihm vorgehe. Und das bestätigte sich allerdings im nächsten Augenblick laut und gewaltsam. Der Winterfrost und das Auftauen des Frühlings hatten an dem altersmorschen Steingefug der Giebelwand gepresst und gelockert, dann eine droben auf dieser angesiedelten Tanne ihre von der

Feuchtigkeit genährten Wurzeln schwellend gedehnt, und
dem Zusammenwirken gegenüber verlor augenblicklich die
Spitze des hohen Gemäuers ihren wohl seit mehr als
einem halben Jahrtaused behaupteten Halt. Ein fels-
quadergroßes Stück schlug mit donnerartigem Gekrach
grad' auf die eben von Altfeld verlassene Bank herunter;
zerschellend wirbelte die Sturzmasse ein Wölkchen von
Mörtelstaub auf, und aus der Einsamkeit der weiten Ruine
kam da und dorther ein matter Echohall, wie Antwort halb
aufgeweckten, doch rasch in den Schlaf zurückfallenden
Lebens. Dann war alles still wie vorher, scheinbar nach
dem dröhnenden Gepolter noch lautloser. Als sei etwas
Lebendiges zwischen der alten Trümmerwelt, das den
Atemzug anhalte.

Der unweit Stehende sah auf die mit Steinbrocken
überschüttete Bank zurück. Wenn er noch dort gesessen
hätte, so atmete er jetzt nicht mehr; fraglos würde das
niedergestürzte Mauerstück ihn erschlagen haben.

Wenn das geschehen - was wäre dann gewesen?

Einige Vorstellungen gingen ihm durch den Kopf.
Man suchte nach ihm - wohl erst morgen - und vielleicht
fand jemand ihn durch Zufall hier auf. Leute vom Dorf
kamen und trugen ihn nach dem kleinen Kirchhof drunten
hinunter; dort hielt der alte weißköpfige Pfarrer an seinem
Sarge eine Grabrede, dann schaufelte man die Erde über
ihn. Eine Todesanzeige fiel überflüssig, da sich kaum
jemand dafür interessierte. Er hatte keine Eltern mehr,
keine Geschwister, eigentlich auch keine Freunde, niemanden auf der Erde, außer Melissa. Die freilich trauerte um
ihn, die einzige.

Er versetzte sich hinein, wie sie die Nachricht erfuhr
und kam, um ihn noch einmal zu sehen. Doch er sah sie

nicht; es war seltsam, so sehr er sich anstrengte, konnte er sie sich nicht vorstellen, wie sie vor ihm dastehe. Nur jedenfalls äußerlich in gefasster, die Formen des Lebens bewahrender Art. Sie befand sich in Gegenwart anderer, und er war nicht verwandt, noch verlobt mit ihr gewesen, also stand es ihr nicht zu, eine ungewöhnliche, über das Bräuchliche und Schickliche hinausgehende Trauer kundzugeben. Nur innerlich mochte sie eine solche hegen. Ja, das tat sie wohl auch. Ihre Zukunftsgedanken hatten ihr Leben mit dem seinigen verknüpft gehalten, und plötzlich nahm es durch seinen Tod eine völlig andre Gestaltung an. Das zu verwinden, sich in etwas ganz Neues wieder hineinzufinden, dazu bedurfte es sicherlich geraumer Zeit für sie, einer Reihe von schmerzlich bewegten, sein Andenken behütenden Tagen. Aber sie lebte fort, jung und schön, und schließlich - über länger oder kürzer - ward das Gewesene von neuem Werdendem, Gewordenem überdrängt. Sie liebte und heiratete einen anderen - einen anderen Offizier. Denn obwohl sie es verstand, den Wert der Menschen nicht nach Äußerlichkeiten, sondern nach dem inneren Gehalt zu bemessen, lag darin doch eine Bedingung für sie. Wohl ohne dass sie es wusste, ihr im Blut vererbt, war die Liebe bei ihr davon abhängig, dass der Mann, dem sie sich um seiner menschlichen Eigenschaften und seines geistigen Wesens willen hingeben sollte, zugleich auch Offizier sei.

Wie deutlich Einer das gewahrte und empfand, was nach ihm sein würde, wenn er eigentlich ein Toter war, der nur noch durch einen Zufall weiteratmete. Dem Lebenden kam das nie so klar zum Bewusstsein: er sah alles immer nur durch einen überdämmernden Schleier.

Unwillkürlich wiederholte Wolfgang Altfeld halblaut

ein Wort seiner Gedanken: „Durch einen Zufall?"
Die Hummel - ohne sie hätte er die Bank noch nicht
verlassen gehabt. Dass sie immer und immer wieder gekommen und ihm den Platz lästig gemacht, dem verdankte
er sein noch Vorhandensein.

War das denn ein Zufall gewesen, oder etwa Absicht, ein zweckbewusstes Trachten des zudringlichen
Insektes, ihn zum Aufstehen zu veranlassen, um ihn zu
retten?

In einem Märchen hätte es so geschehen können.
Ein ‚Königssohn' befand sich in solcher Gefahr, und die,
welche ihn liebte, wusste davon, doch war sie fern über
Berge und Ströme von ihm und konnte nicht bis an sein
Ohr hinüberrufen. Da sandte sie die Hummel zu ihm, um
ihn zu warnen, denn sie hatte ihn allzulieb.

Dichtete er sich dies Märchen zusammen oder
hatte er es als Knabe wirklich einmal gelesen? Der
Königssohn musste eine Ahnung davon besitzen und nun
nach seiner Retterin umhersuchen. Und eines Tags begegnete er ihr auch, aber ohne sie zu kennen, bis sie die
Augen aufschlug und ihn ansah. Da wusste er's, denn in
ihnen stand's, dass sie ihn allzulieb habe.

Altfeld schritt den schweigenden grünen Gewölbe-
gang entlang. Er fühlte, dass seine Vernunft über kinder-
hafte Fabelvorstellungen seiner Einbildung lächle, doch er
vermochte sich nicht von ihnen loszumachen. Er war's, von
dem das Märchen handelte, und in ihm klopfte das Herz
die Frage: Wer hatte ihn denn so lieb, um zu wollen, dass
er noch fortlebe?

Plötzlich - an einer Stelle, wo in den grünen Laub-
gang unerwartet ein andrer, ebensolcher rechtwinklig ein-
mündete - sah er, dass er sich nicht allein in der Ruine be-

finde. Aus einiger Entfernung kam ihm von der Seite her eine weibliche Gestalt, wie es schien, eine junge Dame, entgegen. Sie trug ein Kleid von besonderer lichtgrüner Farbe, derjenigen weich und lang unter einem hellen Bachgewässer hinfließenden Binsengehälms ähnlich. So hob sie sich kaum von dem Blätterrahmen um sie her ab, doch durch diesen flog ein tanzendes Funkenspiel winziger Sonnenlichter auf sie nieder. Ihre sehr kleine Hand in perlfarbenem Handschuh hielt einen Spitzenschirm, der ihr Gesicht unerkennbar übernickte; langsamen Ganges setzte sie die Fußspitzen unter dem Gewandsaum vor. Sie musste dabei da und dort das Gebüsch neben ihr streifen, aber dies rührte sich nicht und es kam kein noch so leises Geräusch von ihm her. Nun indes hob sich der Schirm einmal, und unter einem weißen Strohhut tauchte ein schmales, wunderliebliches Mädchengesicht hervor. Es richtete sich auch leicht empor, und aus den beiden sichtbar werdenden Augen ging ein sternenhaft helles Doppellicht durch das grüne Gewölbe.

Doch auf einmal war alles verschwunden. Wolfgang Altfeld hatte unbewusst einen Schrei oder einen Ruf ausgestoßen, bei dem die Wimpern ihm zuckend zusammengefahren. Als sie sich wieder öffneten, lag der schweigsame Gang leer vor ihm bis an sein Ende, wo fast schwarz eine dunkle Höhlung abstach. Augenscheinlich mündete er dort in den Boden hinein, in einen alten unterirdischen Weg, wie in die Unterwelt hinab.

War aus ihr die Mädchengestalt in dem binsengrünen Kleide heraufgekommen und wieder dorthin zurückgeschwunden?

Der junge Offizier starrte, den Atem anhaltend, vor sich hin, auch der Herzschlag setzte ihm einmal aus. Das

konnte nicht sein, so schnell hatte sie die Strecke nicht zu-
rückzulegen vermocht. Und ebensowenig sich seitwärts
durch die dichte Laubwand entfernen; kein Blättchen regte
sich. Altfeld überfuhr ein Schauer. Es war keine Wirklichkeit gewesen, sondern ein Gebilde der Sinnestäuschung,
eine gespenstische Erscheinung des heißen, lautlosen Mit-
tags. Aber so lebend und lebenswahr, wie nur die Wirklichkeit hätte vor seinen Augen dastehen können.

Ein Grausen fasste ihn an, schüttelte ihn. Besin-
nungslos davonstürzend, lief er den unheimlichen Gang
zurück, um dem geisterhaften Weben der einsamen Trümmerwelt zu entkommen. Doch er fand keinen Ausweg aus
dem Schuttlabyrinth der Ruine. Überall reckte und rankte
es sich ihm versperrend entgegen, ihn befiel eine läh-
mende, betäubende Angst. Endlich kam er ins Freie hinaus
auf einen schattigen, mit hohem, fremdartigem Gras dicht
bewachsenen Abhang. Wie ein schwarzer Geist stob
daraus ein Rabe vor ihm auf, stieß einen einzigen kräch-
zenden Schrei aus und verschwand. Doch er fiel kraft-
erschöpft auf die weiche Decke hin, sah noch kurz über
sich gegen den blauen Himmel und schloss dann schwer
überwältigt die Lider.

*   *

*

Als er die Augen wieder öffnete, lagen Licht und Luft
verändert über ihm. Er musste manche Stunden fest und
tief geschlafen haben, denn der Tag war unverkennbar
schon ziemlich gegen den Abend vorgerückt. Die Sonne
konnte zwar noch nicht untergegangen sein, doch wies sich

nirgendwo mehr eine von ihr herstammende Strahlen-
helle; der Himmel hatte sich übergraut, und alles rundum
stand in einem gleichen, farblos-trüben Licht.

Der Aufgewachte sah, noch reglos liegen bleibend,
wieder über sich in die Höh'. Wo war er? Droben ging Wind
und jagte ein rasches Wolkengetriebe, rauschte in den ruh-
los hin und her zitternden Blättern einer einsam aus dem
Grasplan aufsteigenden hohen Pappelweide. Hin und wieder kam ein Windstoß auch bis zum Boden herunter, bog
die Pappelzweige näher und ließ sie durcheinander flirren.

Wolfgang Altfeld sagte sich, er sei ein Knabe und
liege am Bergabhang über dem Garten seines Onkels, auf
dessen Landgut er, wie schon oft, im schönen Gebirgstal
die Sommer-Schulferien zubringe. So war's schon manchmal gewesen, er kannte dies Gefühl genau, am heißen
Nachmittag im Freien unter einem regungslosen Blätterdach eingeschlafen zu sein und beim Windrauschen des
Laubes unter fliegendem Gewölk aufzuwachen. Das Gras
um sich flattern zu sehen und von einer halb körperlichen,
halb seelischen Empfindung überschauert zu werden, für
die es keinen Namen gab, sonderbar schön und unheimlich zugleich. Auch Erwine kannte dies seltsame Gefühl; sie
hatten einmal miteinander darüber gesprochen. Sonst kam
es niemandem.

Nein - ihm dämmerte langsam auf, das konnte nicht
mehr sein, war vor unendlicher Zeit gewesen und vergangen. Sein Oheim lebte nicht mehr, niemand, und er war
kein Knabe, sondern - ja was?

Er richtete sich halb auf und ließ den Blick umher-
gehen. Alles fremd, außer jener Empfindung aus Kindertagen. Grauer Himmel, Windstöße, rauschendes Laub.

Ihn fror; über einen dunklen Bergwald her scholl rollender Donnerton. Er wollte in die Höh' springen, doch eine unbekannte Schwere lag ihm in den Gliedern, ermöglichte ihnen nur ein langsames Emporkommen. Dann stand er, verworrenen Sinnes. Wo war er? Und wer war er selbst? Ihm kehrte plötzlich eine Geschichte ins Gedächtnis, die er einmal im ‚Skizzenbuch' Washington Irvings gelesen. Da war ein junger Mann am Sommermittag in den Wald gegangen, in dem er eine fröhliche Gesellschaft angetroffen, mit der er getrunken, gelacht und gespielt. Dann hatte er, müde geworden, ein wenig geruht, eh' er im Abendsonnenlicht wieder zur Stadt zurückgekehrt. Doch wie er ans Tor heimkam und durch die Straßen ging, kannte er niemanden, der ihm begegnete, und niemand kannte ihn. Und wie er sich zufällig über ein Brückengeländer bückte, sah aus dem stillen Wasserspiegel drunten ein Kopf mit schneeweißen Haaren zum ihm herauf. Denn er hatte nicht einige Stunden, sondern ein Jahrhundert lang in dem Zauberwald geschlafen, wo er mit lang Gestorbenen zusammen gewesen; und nun fühlte er es plötzlich auch, seine Glieder waren schwer und kraft–los, die eines uralten Greises.

Deutlich entsann Altfeld sich der gespenstischen Mittagsgesichts-Erzählung, und dass es ihn unheimlich beim Lesen überkommen. So wie jetzt bei der Erinnerung daran.

Er blickte sich um, aber es war kein Wasserspiegel da. Unwillkürlich sah er auf seine Hand nieder, ob sie verrunzelt und fleckig sei. Sie war's nicht, doch sie schien ihm so, anders als am Morgen.

Der Donner rollte lauter und näher, phantastisch geformte Wolkenmassen schoben sich über die Bergkuppe herauf. Mechanisch stieg der junge Mann von der Halde, auf der er gelegen, abwärts. Er war an dem entgegengesetzten Ende der Ruine ins Freie gelangt, allein seine Gedanken reichten nicht bis zu dieser Erkenntnis. Ein Weg, auf den er geriet, sah ihn wildfremd an. Natürlich, in so langer Zeit veränderte sich alles. Allmählich erstarkte zwar die Besinnung ihm im Kopf und sagte, es sei nur ein Spiel der Einbildung, dass er viele Jahre droben geschlafen habe. Aber trotzdem konnte er sich von dem Gefühl nicht freimachen, dass er es wirklich getan.

So gelangte er ins Tal hinab, das sich gleichfalls unter grauer Himmelsdecke, wie schon von früh eingebrochener Dämmerung verschattet hinzog. Der Pfad, auf den er geraten, führte ihn an dem etwas erhöht über dem Dorf belegenen Friedhofsanger vorbei; Pappelreihen hielten diesen mit einer gewissen Feierlichkeit umschlossen, an dem Zugangstor nickten schweigsam ein paar alte Hängeweiden. Dem Vorübergehenden kam die Vorstellung zurück, die sich ihm droben in der Ruine aufgedrängt, was geschehen sein würde, wenn das Giebelstück ihn erschlagen hätte. Unwillkürlich wendete er sich um und trat durch die Pforte ins Innere. Der Begräbnisplatz war umfangreicher, als die Häuserzahl drunten erwarten ließ, mehrere Ortschaften aus Seitentälern nahmen noch an ihm teil. Auch durch Stattlichkeit des Aussehens überraschte er; die Behausungen der Toten erschienen vielfach sorglicher und freundlicher - man ward fast versucht, zu sagen, einladender - hergerichtet, als die der Lebendigen. Kreuze überwogen, an denen im Wind, der auch hier ging, dürre Kränze raschelten; dazwischen hoben sich Gedenksteine auf, zumeist aus Sandstein, doch einige sogar aus weißem Marmor. Wolfgang Altfeld schritt in den Gängen hin und her; ab und zu suchte sein Blick halb unbewusst nach dem Platz, an dem man ihn eingebettet haben würde, dann las er wieder die Namen der um ihn her zu der Ruhe, die nichts mehr störte, Hingelegten. Ein Tun war's, das zu seiner Stimmung, wie zu der des trüb einbrechenden Abends passte; aus den fliegenden Wolken fielen einzelne große Tropfen, matten Schalls an die Kreuze und Steine anschlagend. Die Inschriften darauf besagten überall in verschiedenen Vers- und Prosaworten ziemlich das nämliche, drückten die Zuversicht der Hinterbliebenen auf eine Wiedervereinigung mit den Vorangegangenen in einem besseren Jenseits aus. Auch hier auf einer vornehm anblickenden, dicht mit großblättrigem Epheu umkränzten Marmortafel; goldene Buchstaben sprachen: „Auf Wiedersehen!" Der Betrachtende las das darüber Stehende; es erhielt das Gedächtnis eines aus entfernter Stadt herstammenden achtzehnjährigen Mädchens, das bei einem Landaufenthalt hier den Eltern unerwartet durch jähen Tod entrissen worden. Eine Epheuranke bog sich verdeckend über den Namen herab; ein ziemlich ungewöhnlicher war's, denn als der junge Mann das Blattwerk zur Seite schob, las er: „Erwine". Ihn durchfuhr's sonderbar mit einem plötzlichen körperhaften Ruck; wie abwesenden Geistes sah er starr auf die Marmorplatte hin. Da begann der Regen dicht und schwer herunter zu rauschen, und instinktiv wandte Altfeld sich einem am Seitenrand der Friedhofsmauer entlang gezogenen pergolaartigen Gange zu, der, um Schutz gegen Unwetter zu bieten, ein Halbdach trug und an der Rückwand einige eingemauerte ältere Grabsteine enthielt. Jemand ging darin langsam auf und ab, der weißhaarige Pfarrer des Dorfes. Es war ein alter Herr mit ausgeprägt geistlichen, ehrwürdig-freundlichen Gesichtszügen; der junge Offizier hatte schon einigemal eine kurze Begrüßung mit ihm ausgetauscht. Nun ließ die Wiederkehr eines aufs neue verworren über ihn gekommenen Gedankens Altfeld auf den Pastor zutreten und ihn anreden; er wollte sich vergewissern, ob derselbe ihn nach dem Schlaf in der Ruine noch erkenne.

Das geschah unfraglich ohne das geringste Anzeichen der Befremdung von Seiten des alten Herrn, der sich des Regens nach langer Trockenheit für seine Gemeinde erfreute und ihn als eine Wohltat väterlicher Bedachtsamkeit des allmächtigen Schöpfers und Erhalters der Erde pries. Ein kindliches unerschütterliches Vertrauen in die Weisheit und Güte Gottes sprach sich in seiner Dankbarkeit und seiner Miene aus; wie es geschehen, wusste Altfeld nicht, aber ein Wort musste ihm über die Lippen gekommen sein, das mit dem Hinblick auf die Gräber umher und auf den bitteren Schmerz, den sie verursacht, Zweifel in jene Güte gesetzt, denn nun antwortete der greise Pfarrer sanft:

„Das Leid, das der Tod uns zufügt, müssen wir mit ruhiger Ergebung tragen. Der Ratschluss Gottes hat es liebevoll über uns verhängt, als eine Prüfung unseres Vertrauens zu ihm. Was er genommen, wird er uns schöner und vollendeter für immer zurückgeben, wenn wir uns seiner Fügung in kindlicher Zuversicht auf seine Vatergüte unterwerfen."

Altfeld schwieg einen Augenblick, dann versetzte er:

„Das ist ein Glaube, den Sie mit allen diesen Grabinschriften gemeinsam hegen. Das heißt, es ist eine aus dem Wunsch der Menschen und seiner Willkür entsprungene Annahme, für die sich kein Beweis erbringen lässt."

Der Pfarrer erwiderte, den Kopf schüttelnd, mit

freundlicher Ruhe: „Nein, mein junger Herr Zweifler, ich weiß, dass es so ist."

Nun folgten sich kurze Fragen und Antworten, denn Altfeld gab zurück: „Und woher stammt Ihr W i s s e n?"

„Von unser Vätern."

„Und das ihrige?"

„Von ihren Vorvätern."

„Und ihr Wissen?"

„Von Glied zu Glied aus der mündlichen und schriftlichen Überlieferung derer, die vor ihnen waren, bis zu denen hin, welche mit den Verfassern der Evangelien zusammengelebt haben."

„Und woher wussten diese, was sie niederschrieben?"

„Weil sie es aus dem Munde des Verkünders der Heilsbotschaft, des Gottessohnes selbst vernommen."

„Und woher wussten sie, dass er Wahrheit verkünde, dass er ein Sohn Gottes sei? Hat Gott es ihnen mit Worten vom Himmel herab bestätigt?"

„Er hat innerlich zu ihnen gesprochen, ihren Geist, ihre Herzen mit der höchsten Fähigkeit der Menschenseele erleuchtet, dem Glauben an seine Allweisheit, Allmächtigkeit, Allgerechtigkeit und Allbarmherzigkeit, um sie seinen Sohn als den Erretter vom ewigen Tode erkennen zu lassen."

Die Lippen Wolfgang Altfelds umzuckte es leicht, und ein Wort der Ironie wollte sich ihm über sie drängen. Doch er hielt es zurück und erwiderte:

„Ich danke Ihnen, Herr Pfarrer. Der Regen lässt nach, ich will in meinen Gasthof gehen."

An der Friedhofpforte blickte er sich noch einmal um: der alte Herr, der nicht glaubte, sondern wusste, wandelte beschaulich-ruhevoll in der Halle weiter auf und nieder. Fortschreitend, sagte der junge Mann vor sich hin: „Die Menschen sind neidenswert, die an einem Seil in die Luft klettern können, das oben abgeschnitten ist. Aber leider hat nicht jeder von der Natur die Fähigkeit dazu bekommen. Es ist eine Begabung des Kopfes, gleich der Vernunft, nur ihr Gegensatz; man muss sie nicht begreifen wollen."

Als er auf sein Zimmer gelangte, war das Gewitter fast vorübergezogen, am westlichen Horizont kehrte noch wieder Tageshelle und Sonnenrot herauf. Eine märchenhafte Vorstellung war's gewesen, dass er ein Menschenalter droben geschlafen habe und ein Greis geworden sei; aber dennoch kam es dem Eintretenden wie eine unendlich lange, beinah unausdenkbare Zeit vor, dass er zuletzt von hier fortgegangen. Wo war er denn inzwischen gewesen? Er setzte sich und sah vor sich hin.

Dann brachte der Raum, der Anblick der auf dem Tisch liegenden Hölderlinschen Gedichte ihm etwas zurück, eine Frage, die ihm hier vor seinem Weggang gekommen. Es war wunderlich, er hatte nicht mehr an sie gedacht, doch trotzdem fand er jetzt eine Antwort deutlich und unzweifelhaft in sich vor. Auch Diotima hatte den Dichter geliebt, doch die Kraft besessen, ihm den Schlag ihres Herzens bis zum Tode zu verhehlen. Denn sie wusste, dass sie früh sterben werde, und sie wollte ihn nicht mit dem tödlichen Schmerz auf der Erde zurücklassen, dass sie ihn ebenso geliebt habe, wie er sie.

Vom Dorfkirchturm her schlug es etwas, und Altfeld zog mechanisch seine Uhr hervor. Es war halb acht und hohe Zeit, dass er zur Abendmahlzeit in die Villa hinüberging. Melissa erwartete ihn sicher schon lange und begriff sein Ausbleiben nicht.

Doch trotz dieser Vorstellung konnte er nicht aufstehen, er fühlte sich zu müde dazu. Nicht nur körperlich, sondern mehr noch geistig. Er würde nicht imstande sein, eine Unterhaltung zu führen, als wortloser Gast am Tische dasitzen. Da war es besser, heut' nicht teilzunehmen und sich morgen zu entschuldigen. Man war pünktlich drüben und wartete auch nicht mit dem Essen auf ihn. So blieb er. Draußen blitzte die Sonne noch einmal vor dem Untergang wie mit goldgrünen Strahlen in dem Wipfel eines Apfelbaumes und trieb damit den Finken an, seinen drolligen Schlag vor dem Tagesschluss noch zu wiederholen. Nur schmetterte sein Schnabel gegenwärtig keinen Ausruf hervor, sondern deutlich eine Frage: „Was, was, was ist denn das mit dem Bräutigam?" Und er ward nicht müde, es wieder und wieder zu fragen.

Altfeld kam plötzlich der Gedanke: „Wäre es nicht beglückender für Hölderlin gewesen, zu wissen, dass Diotima ihn geliebt habe? Wohl ein tödlicher Schmerz, doch zugleich auch das Höchste, was sein Zurückbleiben auf der Erde ihm bieten konnte, das Bewusstsein, in dieser Liebe fortzuleben, ihr Leben mit jedem Herzschlag noch in sich weiter zu erhalten."

Was hatte der alte Pfarrer gesagt? „Was uns genommen, wird uns schöner und vollendeter zurückgegeben werden."

Aus dem Grabe -

Er hatte es wohl anders gemeint, aber ein wunderbarer, tief durchbebender Klang der Wahrheit kam aus den Worten.

Die Sonne war hinab, nur purpurn angestrahlte Wolken kündeten noch, wo sie gesunken. Der Fink schwieg, und mit ihm begab alles im Dorf umher sich nach ländli-

chem Brauch zur frühen Ruhe. Mechanisch streckte Wolfgang Altfeld die Hand nach dem kleinen Gedichtbändchen,
schlug eine Seite drin auf und las:

> *„ Es leben die Sterblichen*
> *Von Lohn und Arbeit: wechselnd in Müh' und Ruh'*
> *Ist alles freudig; warum schläft denn*
> *Nimmer nur mir in der Brust der Stachel?*
>
> *Am Abendhimmel blühet ein Frühling auf;*
> *Unzählig blüh'n die Rosen und ruhig scheint*
> *Die goldne Welt; o dorthin nehmt mich,*
> *Purpurne Wolken! und mögen droben*
>
> *In Licht und Luft zerrinnen mir Lieb' und Leid! -*
> *Doch, wie verscheucht von thörichter Bitte, flieht*
> *Der Zauber! dunkel wird's und einsam*
> *Unter dem Himmel, wie immer, bin ich.* "[4]

*   *

*

    Nun lag wieder der Morgen, sonnenhell und freudig
wie ein sorgloses Jugendlachen über dem Tal. Langsam
verkürzten sich die von Osten herfallenden Schatten und
wanderten gegen Norden herum. Dann stand die goldene
Strahlenkugel hoch im Mittag.

    Doch Wolfgang Altfeld nahm diesen mählichen
Weiterschritt des Tages heut nur von seinem Zimmer aus
gewahr. Stunde um Stunde; er hegte wohl die Absicht, ins
Freie hinauszugehen, aber verschob es immer wieder,
denn er wusste nicht, wohin. Die Gegend breitete sich weit

---

[4]Aus Hölderlins „Abendphantasie"

und reich um ihn aus, doch jede Vorstellung, irgendwo darin zu sein, schreckte ihn zurück. Ein Gefühl beherrschte ihn, als drohe ihm überall etwas auf ihn Wartendes entgegen, nur hier zwischen diesen Wänden sei er sicher. Er hatte schreiben gewollt, ein Blatt vor sich auf den Tisch gelegt. Aber er kam nicht dazu, sondern schritt auf und ab, blieb am Fenster stehen, sah ins Weite und begann wieder sein Hin- und Herwandern. So stieg über ihm die Sonne zu ihrer Mittagshöhe an.

Eines der Fenster ging gegen die Bergwand hinaus, von der er nach seinem ersten Morgengang zum Städtchen herabgekommen. Wie ein von Flammen überloderter Grund leuchtete die Pfriemenstrauchhalde; darunter zog sich die große Blütenwiese gegen die Dorfhäuser heran, ein tausendfältiges, regloses Geflimmer.

Doch jetzt, wie er wieder ans Fenster trat, bewegte sich etwas auf ihr. Einer großen tropischen Wunderblume gleich schwebte es purpurn über dem buntbestickten Grün. Was es sei, konnte nicht Zweifel belassen.

Altfeld hielt eine Zeitlang den Blick darauf verwandt, dann setzte er sich plötzlich, nahm die Feder und schrieb. Nur kurz, er stand rasch wieder auf, ging wie zuvor hin und her, doch kehrte er an den Tisch zurück, um abermals ein paar Zeilen zu schreiben; das wiederholte er ein halb dutzendmal.

Dann saß er und sah mit einem traumhaften Augenausdruck, wie ein Erwachender, auf das Blatt nieder. Hatte er das geschrieben?

„Wie deines Schirmes rote Seide
Hoch aus dem Wiesengrunde flammt -
So funkelt das Rubingeschmeide
Auf deinem Kleid von grünem Sammt.

Es flimmern um dich weiße Dolden,
Brautschleiergleich aus Blütenduft
Und Glanz gewebt, und mittagsgolden
Umwellt dich zitternd heiße Luft.

Mein Blick umfaßt dich aus der Ferne:
Es schwankt und hält dein weißer Hut,
Sein Schatten birgt zwei helle Sterne -
Du stehst und siehst in Glanz und Glut.

Ja, Sommer ist's und Überfülle,
In Fluten schwillt der Junitag;
Dein Herz klopft durch die schwüle Stille,
In meinem fühl' ich seinen Schlag.

Da plötzlich faßt ein Wolkenschatten
Dich an, und wie ein Traumgesicht
Zergehst du. Auf den grünen Matten
Der rote Schirm – d u bist es nicht.

Du bist's nicht mehr. Dich riß ein kalter
Reifmorgen aus der Sonne fort,
Wie jenes Sommers rote Falter,
Und eine Fremde wandelt dort. "[5]

Ja, er musste das geschrieben haben, denn es
stand auf dem Blatt da, das er leer hingelegt, und niemand
außer ihm befand sich im Zimmer. Aber das Tun der Hand
hatte kein Bewusstwerden desselben begleitet. Was die
Verse sprachen, war einem Quell gleich gewesen, der sich
unter der Erde im Dunkel angesammelt. Langsam sich
schwellend und seine Druckkraft verstärkend; doch dann

---

[5]Wilhelm Jensen, „Vision 1", erschienen in Wilhelm Jensen, *Vom Morgen
zum Abend*, Weimar: Verlag von Emil Felber, 1897, S. 255-256.

zersprengte er den Widerstand, die Kammer, die ihn gebannt hielt, und sprang plötzlich ans Licht hervor. Verse - auch dies Kleid hatten seine Gedanken und Empfindungen unbewusst sich aus der Vergangenheit heraufgeholt. Die ersten wieder seit sieben Jahren; wie eine breite, dunkle und leere Tiefe dehnte es sich ihm zwischen diesen und ihren fernen letzten Vorgängern aus. Seine Augen wandten sich wieder durchs Fenster; der rote Schirm bewegte sich noch langsam drüben über der Wiese, und der Hinausblickende sagte laut vor sich hin: „Erwine - sie war's, sie ist es nicht mehr. Und nie mehr kann sie es sein."

Es ward an seine Tür geklopft, der Bruder Melissas trat herein. Er richtete eine Einladung seiner Eltern für den jungen Offizier zum Abend aus; in den Worten des Knaben klang hindurch, dass sie sich über das gestrige Fortbleiben Altfelds gewundert hatten. Dieser erwiderte rasch, er habe sich gestern nicht ganz wohl gefühlt, auch jetzt sei es ihm noch nicht besser, und er bitte zu entschuldigen, wenn er der freundlichen Aufforderung heute nicht nachkommen werde. Ein Umherblick ließ ihn hinzufügen: „Nimm einstweilen diesen Handschuh für Deine Schwester mit, er gehört ihr. Ich hätte ihn, wie sie's gewünscht, aus der Ruine geholt, und sei ihr dankbar, dass ich dadurch noch einmal hinaufgeführt worden. Damit sie ihn nicht länger entbehrt. Sag's ihr mit einem freundlichen Gruß von mir."

Er deutete nach dem auf dem Tisch liegenden perlgrauen Handschuh, doch wie mit zurückgehaltenen Fingerspitzen, ohne denselben zu berühren. Der junge Grafensohn nahm ihn und ging.

*   *   *

Der aus der Tiefe sich aufringende Quell war nach außen gedrungen und nicht mehr in seine verborgene Herzkammer zurückzufesseln. Von Stunde zu Stunde mehrte er seinen Andrang, dem der Tag kein Ziel setzte. Nur noch mächtiger, geheimnisvollen Klanges schwellte er seine Flut im Traum der Nacht. Wieder war es Morgen und wieder hatte Wolfgang Altfeld, aus unruhigem Schlaf erwacht, hastig, fast wie mit fliegender Hand auf ein Blatt geschrieben:

Der Schneesturm ging um's Haus und Winternacht;
Ein Schauer plötzlich fiel ins Blut mir, dichter
Zog ich den Vorhang, schürte Flammenmacht,
Und flackernd spielten um mich ihre Lichter.

Wie Sinnestäuschung kam es um mich her:
Ein holder Tausch, als flögen Sonnenfunken
Durch Frühlingslaub – ein traumhaft Glück, als wär'
Das Herz von Sommer-Überfülle trunken.

Hast in der Stunde du noch mein gedacht,
Und war ein Gruß von dir die Traumeslüge?
Fern ging der Schneesturm und die Winternacht
Um deine letzten, leisen Atemzüge.[6]

*   *

*

Und nach dem langen, endlos langen Tag wieder die Nacht, von weißem Mondlicht durchflossen, und wieder ein Aufwachen und herzklopfendes Zurücksinnen:

---

[6] „In Winternacht", in Jensens *Vom Morgen zum Abend*, S. 257-258.

An altvertrautem Garten ging ich hin
Im Frühlingsgold, um mich ein Blütenregnen:
Die Amsel schlug; so leicht war's mir zu Sinn,
Als müsse Wunderholdes mir begegnen.

Und sieh, da kommt's. In lauem Windhauch wiegt
Leis schaukelnd sich das erste Grün der Weide,
Und drunter taucht's herauf, und dich umfliegt
Ein Funkenspiel im märchengrünen Kleide.

Der Spitzenschirm hält dich im Dämmerlicht,
Draus sternenhaft sich nur die Augen heben,
Und aus dem Schatten flimmert dein Gesicht,
Wie Pfirsichblüten aus noch toten Reben.

So jungfraunsittig und so damenhaft -
Den Füßchen nur will's noch nicht recht gelingen.
Es ist, als müßten sie mit Willenskraft
Den Trieb zu keckem Kinderlauf bezwingen.

Zusammen fielen unsre Schatten nun,
Und Scherz und Antwort huschte, Well' um Welle;
Mir kam's, herzklopfend war's das gleiche Thun,
Wie manchmal schon an dieser gleichen Stelle.

Und endlich mußt' es wohl geschieden sein:
Ich sagte leis: Leb' wohl! - Mit einem Fragen
Sahst du mich an und sprachst kopfschüttelnd drein
Und wunderlich: Das müßte ich wohl sagen.

Die Hand, nach der ich faßte, zogst zum Halt
Am Hag zurück du. Doch dann kam die kleine
Vertraute Hand. - Sie ist ein wenig kalt,
Sprachst du und legtest still sie in die meine.

Und durch den perlenfarbenen Handschuh drang
Nun Eisesstarre, die sich schleichend sachte
Ins Blut mir wand; dein Antlitz überschlang
Ein fahler Nebeldunst, und ich erwachte.[7]

*   *   *

Wenn du noch einmal auferständest
Aus deines Schlafes tiefem Bann,
Den Weg zum Licht zurücke fändest,
Zu mir den Weg – was wäre dann?

Für einen Tag, für eine Stunde -
Du wüßtest es, dann wär's vollbracht,
Dann kehrtest du zum schwarzen Grunde
Für immer in die ewige Nacht.

Was wäre dann? Mich klopft die Frage
Vom Schlaf empor; sie läßt mich nicht. -
Da hebst du dich aus stummer Lage
Vor mir im weißen Mondenlicht.

Und so wie immer stehst du wieder -
Und wie du leis die Stirne neigst,
Schlägst du herauf die Augenlider
Und siehst mich fragend an und schweigst.

Doch laut von schnellen Herzensschlägen
Durchbebt es geisterhaft den Raum,
Und plötzlich fliegst du mir entgegen -
Und schreiend fahr' ich aus dem Traum.[8]

X   X   X

---

[7] „Rückkehr" in Jensens *Vom Morgen zum Abend*, S. 254-255.
[8] „Vision 2" in Jensens *Vom Morgen zum Abend*, S. 256-257.

Das hatte Wolfgang Altfeld im ersten Frühsonnen-licht geschrieben, dann war er lange in seinem Zimmer hin und her gegangen. Nun setzte er sich und schrieb wieder:

„Liebes Fräulein Melissa. Was ich sagen will, spricht besser die Feder, als der Mund. Und eins von beiden muss es heute tun. Denn ich fühle die Nötigung, Ihnen etwas aus der Vergangenheit meines Lebens mitzuteilen. Als Knabe brachte ich von früh an meine Sommer-ferien stets auf einem Landgut meines Oheims, eines Bruders meiner Mutter, zu. Seine einzige Tochter, ungefähr zwei Jahre jünger als ich - sie hieß Erwine - war dort meine Gefährtin; doch trennte auch der Winter uns nicht, da sie ihn in derselben Stadt mit uns in einem gleichfalls fast ländlichen, von großem Garten umgebenen Hause verleb-ten [sic]. Aber die Zeit auf dem Gut war uns die köstlichste des Jahres, eine selige: jubelnd begrüßten wir uns, wenn ich kam. Das Gebirgstal, in dem jenes lag, besaß viel Ähn-lichkeit mit dem hiesigen, bot den Kindern eine unermess-liche Welt, ein Reich, in dem sie herrschten. Erwine und ich waren den Tag hindurch unzertrennlich zusammen, im Wald und auf den Berghängen, am hellen Bach und im hochblühenden Wiesengrund. Wir achteten auf die Vogel-stimmen, auf die flatternden und schwirrenden Insekten, auf Bäume, Sträucher und Blumen, und wir kannten alles, ohne dass wir Namen dafür wussten; nur dem, was uns am besten gefiel, gaben wir eigene unserer Erfindung. Unser liebster Aufenthalt aber war eine ganz kleine Lichtung mitten in dunklem Tannenwald, die wir unsere Heimat benannten. An ihrem Rand standen Kiefern mit rotbrau-nem Geäst, darauf brannte die Sommersonne und sog in großen Tropfen aus der Rinde goldhelles Harz hervor, das den Raum um uns mit einem heißen, geheimnisvollen Duft, schöner als dem irgend einer Blume, erfüllte. Den atmeten wir ein und saßen still nebeneinander, oft lange, ohne ein Wort zu sprechen. Am Boden um die Wurzelknollen einzelner abgefällter Stämme blühte Thymian, und der Juni rötete Erdbeeren dazwischen: eine wilde Schneeballenstaude rankte sich schattend darüber. Kein Laut von außen drang in unsere Waldkammer herein, wie ein Stückchen einer anderen, verzauberten Welt lag sie mit ihrem Schweigen um uns. Nur ab und zu einmal kam hoch über die Wipfel herunter ein kleiner Falter zum Besuch der weißen Schneeballendolden, wiegte auf einer von ihnen ein Weilchen goldrote Flügel und war wieder verschwunden. Doch so lange er vor uns dasaß, hielten wir den Atem an, um ihn nicht zu verscheuchen.

Wir waren so engvertraut, wie es nur je zwei Geschwister gewesen, und wir sahen uns auch völlig als solche an, ja hielten uns allmählich wohl wirklich dafür und wuchsen so beinahe zehn Jahre lang mit einander auf, ohne dass die Zeit jemals eine Veränderung zwischen uns brachte. Kaum auch in dem, was wir zusammen lebten, nur in der Art, wie wir es taten. Die höchste Freude blieb uns immer das Zusammenverweilen in der Natur; doch ein Drang, sie noch anders als in den Kinderjahren kennen zu lernen, hatte uns überkommen und uns zu ernstlichem Botanik-Betreiben nach einem Lehrbuch geführt; von selbst schloss sich ein gleiches Bestreben für die Tierwelt, besonders für Vögel und Insekten, daran. Derselbe Eifer trieb uns, und es ließ sich nicht sagen, wer der Gebende und wer der Empfangende sei. Wir lehrten uns wechselseitig; als Gymnasiast war ich Erwine in der systematischen

Auffassung überlegen, und sie lernte von mir die Aussprache und Bedeutung der lateinischen Namen. Aber oft beobachtete und erkannte sie feiner als ich, traf wie mit einem angeborenen Instinkt das Richtige, das ich nicht entdeckt, und war meine Lehrerin. Als ob es gestern geschehen, steht es mir jetzt vor der Erinnerung, wie wir zum erstenmal eine weiße Orchis fanden und sie zu bestimmen suchten. Sie sah uns fremdartig an, keiner ihrer Verwandten ähnlich, ich wollte sie einer anderen Familie zuteilen. Doch Erwine schüttelte beharrlich den Kopf, es müsse eine Orchideenart sein. Und sie fand es auch aus und sprach mit komisch falscher Betonung den ihr ungelenken Namen 'Platanthera bifolia'. „Rieche nur," sagte sie, „das ist auch der starke, fast betäubende Geruch, den das Handbuch angibt." Wir taten's abwechselnd, und ich musste zugeben, sie habe, wie schon oftmals, recht gehabt.

Noch eins war in unserm gemeinsamen Betreiben anders geworden, als früher, etwas beinahe unvermerkt Hinzugekommenes. Ich hatte einmal, wann zuerst, weiß ich nicht mehr, noch wie ich dazu gelangt, ein paar Verse geschrieben, die ich ihr vorlas. Das freute sie, und sie trieb mich an, es öfter zu tun. So ward's mir zum täglichen Brauch, denn es verging bald wohl kaum ein Tag, an dem ich ihr nicht ein kleines Gedicht brachte. Und sie hatte ein Verständnis dafür, genau wie mein eignes; ich wusste vorher, wenn ich das Gefühl in mir trug, dass mir etwas gelungen sei, dann werde auch sie damit zufrieden sein, mich mit ihren hellen Augen ansehen und vertraulich nicken. Das war mir der höchste Lohn; was ich schrieb, bekam allein einen Wert für mich, wenn es ihr gefiel. Manchmal las ich in unserer ‚Heimat', die aus frühen Kindertagen immer die gleiche geblieben. Nur der wilde

Schneeballenstrauch war höher gewachsen, wie wir beiden selbst auch; er gab jetzt Schatten, und wenn sie zuhörend unter ihm saß, ging von ihren Augen ein Licht wie von zwei Sternen in der Dämmerung aus.

Wir waren nicht mehr Kinder, schon länger nicht. Als ich zum letztenmal im Sommer auf das Gut hinausgelangte, kam ich von der Universität und war zwanzig Jahre alt, sie also etwas über achtzehn. Niemand hatte von meiner Ankunftsstunde gewusst, und sie befand sich nicht im Hause; wie ich gleich nach ihr umsuchte, entdeckte ich in der Ferne über einem Wiesengrunde ihren roten Sonnenschirm. Sie ging dort auf und ab, und ich flog, aus der Weite ihren Namen rufend, auf sie zu. Ihre kleine Hand, die sie mir entgegenstreckte, erschien mir schmaler, von einem durchschimmernden ätherischen Aussehen, und auch ihr Gesicht blassfarbiger als sonst. Der Frühling war sehr rauh gewesen, sie sagte mir lächelnd, dass sie sich lange mit einer Erkältung herumgeplagt habe und auch jetzt noch leicht fröstle. Darum gehe sie gern in der heißen Sonne auf der Wiese.

Doch auch sonst war etwas an ihr verändert. Wir betrieben unser Suchen und Bestimmen in der Natur wie immer, und ich las ihr Gedichte vor, aber ihre Stimme und ihr Blick hatten das Altvertrauliche nicht mehr. Wohl dann und wann einmal noch, doch nur flüchtig, wie das Aufleuchten aus einer Wolke und so schnell auch erlöschend. Mir tat es oft weh, denn ich fühlte ein sehnendes Verlangen danach, stärker als früher; meine Eltern waren gestorben, ich stand ganz allein in der Welt. Nur hier war meine Heimat, und es trieb mich voll Sehnsucht, mit Erwine zu der kleinen Waldkammer hinaufzugehen, die wir unsere Heimat benannt. Aber sie wollte es nicht mehr, das Bergsteigen strenge sie an. Im nächsten Sommer, wenn sie wieder kräftiger sei. So waren wir häufiger, als früher, manche Stunden lang getrennt, die ich arbeitend in meiner Stube zubrachte. Mein oberstes Interesse nahm die Literatur in Anspruch, ich hatte alt- und mittelhochdeutsche Sprache zu studieren angefangen und wollte sie mir zum Lebensberuf machen. Ein Fenster meines Zimmers ging nach der Wiese hinaus, wo ich Erwine zuerst angetroffen; dort sah ich fast immer um die Mittagsstunde ihren roten Schirm sich in der heißen Glanzstille langsam hin und her bewegen. Manchmal blieb sie eine Weile stehen und schien regungslos auf das weißblühende Doldenmeer unter ihr niederzuschauen. Mein Blick hing an ihr aus der Ferne, und ich grübelte darüber nach, was sie anders gemacht habe, weshalb sie nicht mehr die nämliche unserer freudigen Kinderzeit sei. Mein Herz schlug dazu mit unruhiger Hast.

Eines Tages schoss es mir plötzlich, wie ein Stern am Himmel niederfährt, durch den Kopf: Sie liebte jemanden. Darum suchte sie die Einsamkeit, und an ihn denkend, ging und stand sie drüben zwischen dem blühenden Gewoge. Und dies neue Gefühl erfüllte sie ganz, ließ für mich nur eine freundlich-kühle Gleichgültigkeit in ihr übrig. Wer mochte es sein? Mein Umherdenken gab mir keine Antwort, ich wusste nur, dass mancherlei Besuch, auch von jungen Männern, während meiner Abwesenheit auf dem Gut stattgefunden hatte. Einem von ihnen galt mutmaßlich ihr verändertes Wesen.

Doch zugleich mit dieser Erkenntnis kam mir eine zweite, mich selbst angehende. Ich stand im Begriff, von Liebe für sie erfasst und überwältigt zu werden, oder vielmehr, es war schon geschehen. Ich ward mir bewusst, dass ich sie schon im Sommer vorher nicht mehr als Schwester angesehen hatte, glücklich gewesen, dass sie es nicht wirklich sei, und auch sie musste dies an mir empfunden haben. Aber es war noch Zeit, das Entstehende, das Aufblühen in meinem Herzen zu ersticken. Ich fasste den unverbrüchlichen Willen, es zu tun, mein Inneres durch keinen Laut zu verraten. Doch solch' bitteres Pressen in der Brust lässt sich schwer, nicht immer stumm beherrschen, und einmal entflog mir: „Du liebst! Warum verhehlst Du es mir?" Sie schlug die Augen gegen mich auf und antwortete: „Nein, Du irrst Dich." Aber Röte flog ihr in die Schläfen, und ihr Blick ging schnell an mir vorbei.

Es ist wohl die innerste Bedingung, auf der die Liebe ruht, aus der ihre Kraft wächst, dass sie sich wechselseitig zu erkennen gibt. Wo dies nicht stattfindet, gleicht sie einer Flamme, der die Nahrung entzogen wird: sie schlägt empor, verflackert und erlischt. Unter der Vorgabe, dass mein Studium es fordere, kürzte ich meinen Aufenthalt auf dem Gut ab und ließ Erwine allein ihrem Denken, an den, welchen sie liebte.

Warum ich Ihnen dies schreibe, liebe Melissa? Weil ich weiß, dass Sie an meinem Leben teilnehmen. Wir sind ja gute Freunde geworden. Und außerdem stehen Sie in einer gewissen, wenn auch zufälligen Verbindung damit, denn Sie haben mir durch die Gleichartigkeit von manchen äußerlichen Erscheinungen hier zuerst die Erinnerung daran aufgeweckt.

An einem Wintertag erhielt ich auf der Universität die Nachricht, Erwine sei gestorben. Nach dem Ausspruch des Arztes habe sie schon seit länger als einem Jahr an der Schwindsucht gelitten; sie scheine dies auch selbst ge-

wusst und sich als unheilbar angesehen zu haben, obgleich sie es nie ausgesprochen.

Die Meldung traf mich völlig unerwartet, doch die
letzten Jahren [im Manuskript: Jahre] hatten mich mannigfach an das jähe Eingreifen des Todes unter die mir
verwandtschaftlich nahe stehenden Personen gewöhnt,
und ich nahm die plötzliche Botschaft mit einer gewissen,
mich selbst befremdenden Gelassenheit auf. Ja, es überkam mich fast wie etwas Erlösendes daraus. Das Bild der
Toten, das mir verschattet gewesen, stand wieder in der
Sonnenschönheit unserer Kindertage da. Ohne Bitterkeit
und Anklage konnte ich Erwines wieder gedenken. Die mir
Leid angetan, war nicht mehr, sondern nur noch die alte,
schwesterlich Vertraute meines Knabengemütes, die unver-
gänglich blieb. Eine Lebensänderung kam um die Zeit für
mich hinzu. Der Beruf, den ich mir gewählt, hatte mich
schon seit dem Sommer nicht mehr innerlich angezogen;
ich war wohl unbewusst durch Erwine veranlasst worden,
ihn zu ergreifen, und seitdem unser Verhältnis sich geändert, trieb es mich nicht, bei ihm zu beharren. Auch mein
eigner Drang, was ich dachte und empfand, in Gedichten
auszusprechen, war völlig vergangen, mich regte nichts
mehr dazu an. So fasste ich ohne lange Überlegung einen
kurzen Entschluss und ward Offizier. Ich folgte damit alter
Tradition in unserer Familie: mein Vater hatte mich sehr
ungern davon abweichen gesehen, und ich fand eine
Befriedigung darin, ihm seinen dringenden Wunsch noch
nach seinem Tode zu erfüllen.

Da befinde ich mich jetzt seit jenem Sommer, seit
sieben Jahren zum erstenmal wieder auf dem Lande, in
einer Natur, wie sie mich als Kind umgeben. Ich bedurfte
wirklich der Erholung, und es war mir eine freundliche Vor-

stellung, hier einige Wochen in Ihrer Nähe verbringen zu dürfen. Denn ich habe niemanden gefunden, dem ich so freundschaftlich nahe getreten, der mir so unbefangen natürlich entgegen gekommen. Ich verehre Ihre Eltern, und - lassen Sie es mich der Wahrheit gemäß hinzufügen - die Aussicht, Ihres Vaters gute Meinung von mir durch tägliches Zusammensein befestigen zu können, war mir gleichfalls nicht unerwünscht.

Ich will dies lange Schriftstück, das heute statt meiner zu Ihnen kommt, um Ihnen vorderhand Lebewohl zu sagen, nicht mehr als nötig verlängern. Es war erforderlich, um Ihnen und Ihren Eltern mein absonderliches, scheinbar undankbares Benehmen, mein abschiedloses Fortgehen von hier erklärlich zu machen. Freilich im Innersten erklären kann ich es dennoch nicht; Sie müssten es in mir nachfühlen, und dazu ist ein anderer nicht imstande. So lassen Sie mich nur kurz sagen: Mir ist hier die Vergangenheit aufgewacht und ein Wunderlicht über sie hingeflossen, in der meinem Herzen die untrügbare Erkenntnis gekommen, dass Erwine nicht einen andern, sondern mich geliebt hat. Kein Glauben ist's, ich weiß und fühle es in jeder Pulswelle des Blutes: Sie hat mich geliebt, wie ich sie, aber sie hat ihre Liebe schweigend mit sich ins Grab genommen, weil sie wusste, sie müsse sterben. Und sie glaubte, ich würde leichter fortleben, wenn ich es nicht geahnt.

Das habe ich getan, sieben Jahre lang, gedankenlos und inhaltsleer. Doch was sie verhüten gewollt, nun ist es spät dennoch geschehen - aber nicht wie sie befürchtet, sondern es hat mir einen neuen Inhalt, den höchsten Reichtum meines Lebens gebracht. Ich liebe eine Tote und werde bis zum Ende nur sie lieben. Denn sie lebt in mir fort, ich habe sie durch den Tod nicht verloren, sondern gewonnen. Was ich in mir fühle und mich ganz ausfüllt, hat Hölderlin schon vor bald einem Jahrhundert gesprochen, in dem Gedicht, dem er den hohen, mich wundersam bewegenden Namen „Die Heimat" gegeben:

„*Der Liebe Leid, dies heilet sobald mir nicht,*
Dies singt kein Wiegensang, den tröstend
Sterbliche singen, mir aus dem Busen.

Denn sie, die uns das himmlische Feuer leih'n,
Die Götter schenken heiliges Leid uns auch.
Drum bleibe dies. Ein Sohn der Erde
Bin ich, zu lieben gemacht, zu leiden. "

So will ich meine Uniform ablegen, mich dem aufs neue zuwenden, was Erwine mich als Lebensberuf erwählen ließ, und harren, ob die Götter mir das himmlische Feuer der Dichtung leihen, durch sie wiederum die Tote immer leuchtender in mir zu beleben. Sie werden mit mir empfinden, liebes Fräulein Melissa, dass ich in dieser Seelenstimmung nicht komme, um mich mündlich zu verabschieden. Ich bitte Sie, mich bei Ihren verehrten Eltern zu entschuldigen; haben Sie herzlichen Dank für die freundliche Zuneigung, die Sie mir geschenkt, und bewahren Sie dies Freundschaftsband, auch wenn ich zum Winter nicht mehr als Offizier in der Stadt wieder in Ihrem Hause einkehre,

dem Ihrigen

Wolfgang Altfeld."

IM GOTISCHEN HAUSE

Vor mehr als einem Vierteljahrhundert ging ich durch eine kleine norddeutsche Stadt, auf die aus der Weite die abendblauen Harzberge herübersahen. Es war im Juni, der Zeit der langen Tageshelle; die Arbeit machte überall Feierstunde, und da und dort saßen die Leute auf ihren Türbänken, obwohl noch volles, wenn auch ein wenig rötliches Sonnenlicht über die Türme, Dachfirste und Giebel hinfiel. In dem für die Gegenwart kleinen Ort welch ein Wirrwarr der Gassen, Plätze, Ecken, Gemäuerreste und alten Gebäude, von langer, manche offenbar von stolzer Vergangenheit redend. Von der fernsten natürlich die Kirchen, doch nicht am deutlichsten als das älteste in die Augen fallend. Für die ursprünglich schon der Zeit zum Trotz errichteten war immer, sei's mehr oder weniger gut, gesorgt gewesen; jedes neue Geschlecht hatte einen bei ihnen einreißenden Schaden beachtet und gebessert. So nahmen sie sich wohl nicht jung aus, gemahnten indes auch kaum an weitverschollene Tage, und mein Blick ging zumeist gleichgültig über sie hin. Sie trugen nichts Individuelles an sich, waren Sprösslinge einer großen Familie mit ständiger Familienähnlichkeit in den Zügen. Aber unter ihnen standen vorgebückte Greise mit verrunzelten Gesichtern eigener Art aus Holz und Stein; oft verwunderliche Bauwerke, bei denen die Vorstellung, dass sie einmal ein jugendliches Aussehen geboten, schwer fiel. Das Überkragen der oberen Stockwerke über die unteren waltete vor; welchem Zweck es eigentlich gedient, ob der Raumgewinnung oder nur einem Zeitbrauch und der Befriedigung einer Liebhaberei, lässt sich nicht mehr herausbringen. Ins Gebälk eingeschnittene Zahlen besagten, dass diese Bauart aus dem Ende des sechzehnten und Anfang des siebzehnten Jahrhunderts stammte; die Häuser trugen mithin schon eine achtungswerte Altersbürde auf sich, hatten viel Wechsel von Geschlechtern und Gedanken unter sich vorüberwandern gesehen. In Haltung und Ausdruck besaßen sie auch wohl etwas von einer angespeicherten tiefsinnigen Beschaulichkeit, aber schön waren sie nicht dadurch geworden, wie es gemeiniglich auch die durchfurchten und eingetrockneten Gesichtsbildungen der am reichsten mit Schätzen des Wissens und der Erfahrung ausgestatteten Gelehrten nicht zu sein pflegen. Alles in allem flößten mir diese alten, gewissermaßen kopfhängerischen Gebäude, gleich den Kirchen, nicht sonderliches Interesse ein. Sie erzählten zwar eine lange Kettengeschichte, in der sich das neu Werdende immer wieder an das Vorhergehende angegliedert und so einen Zusammenhang bis zum heutigen Tage forterhalten habe. Doch mir schien bei ihnen ebenfalls eine Familienähnlichkeit mit dem vorwiegend charakteristischen Zug der Engbrüstigkeit durchzugehen. Wenn man den Häusern Augen beimaß, redete aus dem Anblick derselben weniger großes Leid, als selten unterbrochene, gleichmäßige kleine Lebensbedrückung; kein freier, sondern ein verkümmerter Atemzug ging von ihnen aus, nichts Außergewöhnliches nach guter oder übler, schöner oder hässlicher Richtung, nur das bedürftig und mühselig für das Kleine und Tägliche Sorgende, seit Jahrhunderten kaum verändert von Tag zu Tag weitervererbt. So wie heute, nur mit geringen Abweichungen des Gedankenkreises, hatten die Leute seit der Erbauung dieser Häuser immer in ihnen hier gelebt; man betrog sich einbildnerisch, wenn man sich ihr Wesen zu irgend einer Zeit erheblich von dem der jetzigen verschiedenartig vorstellte. Stets waren Geburt und Tod gekommen, Jugend an die Stelle des Alters getreten, um, in hergebrachter Spur fortschreitend, allmählich wieder die nämliche Physiognomie des letzteren anzunehmen, und so hing die lange Kette, Glied an Glied, unzertrennt bis zur Gegenwart herab. Ein dunkler Bogengang hatte mich aufgenommen, der mich jetzt wieder ins Freie hinausführte. Überrascht stand ich auf dem nicht besonders großen, doch höchst einnehmenden Hauptplatz der Stadt. Er war nordisch und deutsch, doch weckte er mir unwillkürlich das Gedächtnis an die *piazza dei signori* in Verona. Gleich dieser umfing er heimlich umschliessend, ernst-heiter und traulich, eine Welt für sich, eigentümlich anblickend. In den bisher von mir durchwanderten Straßen hatten die Häuser trotz ihrer drei Jahrhunderte alten Abstammung fast ausnahmslos plebejische Mienen zur Schau gestellt; hier dagegen trugen sie vornehme, aristokratische Gesichtszüge. Kein Gewerk ward in den Erdgeschossen betrieben, alles lag ruhig, beinahe feierlich, in einer reservierten Haltung, welche dem Fremden gegenüber etwas Zurückweisendes einnahm. Man sah, hier hatten die Patrizier, die Herrschenden gesessen, versippt und verschwägert, fest ihre Geschlechter gegen das Andrängen der Zünfte zusammenhaltend. Der Baustil war ein völlig anderer, reicherer und doch einfach-natürlicherer, ungefähr um ein Jahrhundert weiter zurückdeutend. Augenerfreuend traten die Einflüsse der herübergekommenen italienischen Renaissance in ihrer ersten künstlerisch-geschmackvollen Entwickelung zu Tage; schön aus Stein gearbeitete Türeinfassungen, breite, vielfach verzierte Erkerausbuchtungen und Fensterwölbungen grüßten sich in ältester Vertraulichkeit herüber und hinüber. Doppelt aufgetreppt lagerte hochstattlich das Rathaus in der Mitte der einen Längsseite des Marktes, bildete unver-

kennbar das Familienoberhaupt desselben. Der ganze
Platz war sauber und sorglich gehalten, nichts bewegte
sich darauf, nur von Westen her fielen lange Giebel-
schatten darüber. Langsam rundschreitend, betrachtete ich mir alles
mit der reizvollen, melancholisch-schönen Empfindung,
welche solch stummes Hereinragen ferner Vergangenheit
in das heutige Leben ähnlich erweckt, wie der noch von der
Sonne vergoldete Wipfel eines hohen Baumes über der
schon ungewiss im Zwielicht dämmernden Niederung unter
ihm. Die Phantasie entfesselt schrankenlos ihre Macht;
man kann eine Weile sich selbst als jener langversun-
kenen Zeit angehörig, als ein letzter Überlebender aus ihr
fühlen, um sich danach einmal, wie plötzlich erwachend,
auf das wirkliche eigene Dasein besinnen zu müssen.
     In diesem gedankenabwesend-einbildnerischen Zu-
stande blieb ich an der Ostseite des Marktes verwundert
stehen. Unerwartet hob sich etwas völlig anderes vor mir
auf, beim ersten Blick wusste ich nicht recht, was, ein
breites und hohes Gebäude, das mir zunächst einen halb
burgartigen Eindruck erregte. Dann erkannte ich mich min-
destens nochmals zum mindesten um ein Jahrhundert
weiter zurückversetzt, zum zweifellos ältesten Profanbau
der Stadt. Vor meinen Augen stand ein noch edelgehal-
tenes Stück späterer Gotik, von kraftvollen, granitenen
Strebepfeilern gestützt. Zwei Flankentürme fassten die
Seiten ein, doch blieben in ihrer Höhe unter den zahlreichen schlanken Türmchen zurück, die sich von den Ab-
stufungen des gezinnten Giebels emporreckten. Die Spitz-
bogenfenster und das hohe Türportal gleicher Gestaltung
wurden von tief ausgekehlten, scharf gekanteten Ge-
simsen umfasst, diese nach oben von Wimpergen durch-

brochen; reiche Laubwerkzier überzog die Friese. Man sah, spätere Zeit hatte an dem Ganzen nichts verändert als dass sie dem Fortschritt der Erfindung von Glasscheiben Rechnung getragen und mit solchen die ursprünglich leer gewesenen Fensterhöhlen verschlossen; doch auch sie glichen bereits greisenhaften Augen, bestanden noch in alten, bleigefassten, wie es schien mannigfach halb erblindeten Butzen. Über das Haus musste ein halbes Jahrtausend machtlos hingegangen sein, in dem die Stürme der Luft wie der Völkergeschichte vergeblich daran gerüttelt hatten; es war nach menschlicher Bezeichnungsweise „für die Ewigkeit" gebaut. Die übrigen einheitlichen Renaissancehäuser umher ließen vermuten, dass der Markt einstmals ganz von gotischen Bauwerken umgeben gewesen, die vielleicht gleichzeitig durch eine Feuersbrunst zerstört worden, aus der sich nur das eine erhalten habe. So war es als das einzige seines Zeitalters geblieben, ein steinerner Patriarch, dessen Geschlecht lange vor ihm bis auf den Letzten hingeschwunden, redete gewissermaßen noch mit mittelhochdeutscher Zunge zwischen seine schon in neuhochdeutscher Sprache aufgewachsene Nachbarschaft hinein; denn die niederdeutsche Mundart erstreckte sich nicht mehr bis hierher. Sein würdevolles, vornehmes Aussehen legte die Mutmaßung nahe, dass es eine besondere Rangstellung eingenommen, doch vielleicht hatten seine vom Erdboden verschwundenen Altersgenossen es noch an Stolz und Stattlichkeit überboten. Fraglos aber war es der Wohnsitz eines ritterbürtigen oder patrizischen Geschlechtes gewesen, das viele Köpfe gezählt und breiten Raumes bedurfte.

Nicht die Sonne selbst mehr, doch ihr roter Untergangsglanz lag noch voll auf der ganzen Vorderseite des

Hauses, spiegelte sich da und dort tief aufglühend oder gleich hüpfenden Funken in den alten Scheiben und goss etwas Geheimnisvolles über den fremdartigen Überrest ferner Zeit aus. Zumal da das große Gebäude vollkommen wie leblos dalag, unbewohnt erschien; nur dass hinter einem der Fenster ein gelber Vorhang niedergelassen war, wies auf eine Benutzung der Räume drinnen hin. Eine Lebensregung ging einzig von einem Taubenpaar aus, das sich auf einem der oberen Steinsimse niedergelassen hatte. Doch auch dieses Vorhandensein von Fleisch und Blut machte sich kaum bemerkbar; die Farbe der beiden verschmolz beinahe einheitlich mit der des Mauergesimses, sie saßen still zusammengekauert und bewegten nur ab und zu mit einer eigentümlichen Gleichartigkeit dieses Tuns ihre Köpfe. Es fiel der Phantasie leicht, ihnen unterzuschieben, dass sie dann und wann ein leises Gemurmel über verschollene Tage miteinander austauschten.

Mit lebhaftem Interesse betrachtete ich mir die Einzelheiten des vereinsamten Überrestes der Gotik, auf dem nun auch das rote Abendlicht gemach blasser hinstarb. Wie oft seit undenkbarer Zeit war das schon ebenso geschehen und so von Augen gewahrt worden. Zuerst nach meiner Schätzung von solchen, die droben im Süden auch die seltsame, einer Fabelmäre gleichende Versammlung des Konstanzer Konzils unter König Sigismund zu bestaunen vermocht hätten. Ungefähr in jenen Tagen mochte hier das Haus erbaut worden sein.

Nun entdeckte ich auch etwas mit dieser Vermutung Übereinstimmendes, eine in gotischen Minuskeln aus dem Anfang des fünfzehnten Jahrhunderts in einen Stein über dem Türbogen eingemeißelte Inschrift. Ihre Entzifferung fiel nicht leicht, zumal da sie verschnörkelt ineinander fortlief, doch es gelang mir schließlich herauszulesen: *„Dis hus ich han gebawet - truzzlick der zit - daz nach miner schawet - sin ogen plick noh wit - Dir ich gibes zu henden - das soltu niht schenden."* Dies Geheiß des Baumeisters oder des ersten Besitzers war offenbar von Geschlecht zu Geschlecht treulich befolgt worden; „ungeschändet" stand sein Werk „der Zeit zum Trotz" da. Ich hätte gern einige Fragen darüber an jemanden gerichtet, doch nirgendwo befand sich ein menschliches Wesen auf dem still-leeren Platz; man betrug sich an ihm vornehmer, saß nicht draußen auf Abendbänken, die allerdings auch zum Stil der Häuser nicht gepasst haben würden. Jedenfalls wohnten in diesen die heutigen „Honorationen" der Stadt.

Ich ertappte mich darauf, dass ich unwillkürlich die Hand auf den alten schwergewichtigen Türdrücker unter der Inschrift gelegt hatte; ein kurzer Einblick ins Innere, auf den Flur wäre mir erfreulich gewesen. Doch die starke Eichentüre war, wie's zu erwarten gestanden, verschlossen; mit einem stumpfen Ton hob der Drücker sich wieder zurück, Zeugnis von der ungebrochenen Federkraft eines alten, mächtigen Schlosses ablegend. Entschiedener noch als die übrigen Gebäude des Marktes legte dieses Abweisendes gegen den Zutritt alles Fremden an den Tag.

Die Dämmerung brach ein, es war Zeit für mich, die Post aufzusuchen, die mich in die Harzberge bringen sollte; eine Eisenbahn berührte das Städtchen noch nicht. Als ich mich aus der Entfernung noch einmal umwandte, lag das alte gotische Haus reglos bleiern-grau hinter mir, in einem Licht, wie es manchmal rätselhafte Traumbilder umgibt. Nur über dem Fenstersims schienen sich jetzt lautlose Flügel zu bewegen, als ob die beiden Tauben ihren Posten ver-

ließen und sich mit dem Auslöschen des Tages irgend-
wohin zur Nachtunterkunft begeben. Doch nur gleich zwei
Schatten huschte es nach rechts und links an dem Gemäuer auseinander; es war schon zu dunkel, um noch
deutlich hinüberzusehen.

*   *
*

Der Aufenthalt im Harz bot noch andere Annehm-
lichkeit, als heute. In der Mitte des Juli, nach dem Beginn
der Ferien, überschwärmten freilich die benachbarten
norddeutschen Großstädte Berg und Tal mit einer be-
trächtlichen Anzahl von Touristen und sesshaften Gästen,
doch nur da und dort erst waren große moderne Hotels an
die Stelle der alten Gasthöfe getreten und von einer
ständigen Überfüllung derselben ließ sich noch kaum
irgendwo reden. Gewiss aber im Vorsommer nicht, der nur
in der Pfingstwoche einen starken Zudrang fußwandernder
Studenten und Gymnasiasten mit sich brachte, danach
indes, zum Leidwesen der Wirte, das Gebirge wieder für
lange stiller Verlassenheit anheimgab. In dieser Zwischen-
zeit lag manches, was Unterkunft und Beköstigung anging,
altväterisch trefflich eingerichtete Wirtshaus wundervoll
einsam in der frisch prangenden Bergwelt und der seltene
Gast fand freudig-willkommene Aufnahme. Man erschrak
noch nicht beim Anblick einiger anderer, schon vorher Ein-
getroffener; sie hatten um diese Jahreszeit die Vermutung
für sich, die Stille zu lieben, die Natur im Innern zu verste-
hen, und nach kurzer wechselseitiger Prüfung schlossen
Gleichempfindende sich gern zu vorübergehender guter
Genossenschaft aneinander, aus der indes nicht selten ein

weiterdauerndes freundschaftliches Verhältnis erwuchs. Meine Absicht war, mich einige Wochen im Oberharz aufzuhalten, und der Himmel begünstigte dies Vorhaben im ganzen aufs liebenswürdigste. Ich folgte keinem vorbestimmten Plan, sondern ließ mich stets von der nächsten Eingebung führen, ging vorüber oder blieb, wie es mir gefiel. Nur, wie man nach dem Sprichwort Rom nicht verlassen kann, ohne den Vatikan und den Papst gesehen zu haben, so war es selbstverständlich, dass ich nicht vom Harz scheiden durfte, ohne auf dem nordischen Teufelssitz gewesen zu sein, und bei diesem Besuch fiel mir obendrein etwas fast so Seltenes, wie der Gewinn des großen Loses, eine weitreichende herrliche Rundschau vom Brockengipfel zu. Das trug allerdings um die Sommersonnenwendzeit Verdächtiges an sich, ein in der Geschichte des Blocksberges besser Bewanderter hätte von vornherein geargwöhnt, dass eine Teufelei dahinter spuke, und auch der Wirt riet mir, als ich mich am Nachmittag zum Fortgang anschickte, das Verbleiben unter sicherem Dach und Fach an. Doch da mir der wolkenlose, blassblaue Himmel so vertrauenswert, wie nur je, erschien, machte ich mich wohlgemut auf den Abweg, erfuhr indes bald, dass die Gläubigkeit, wenigstens auf dem Brocken, nicht zuträglichste Gehirnmitgift bilde, sondern dass man besser tue, sie unter die Vernunft der irdischen Einsicht und Erfahrung gefangen zu nehmen. Ausnehmend hurtig verwandelte sich das blasse Blau über mir in ein weißliches, und eh' ich diese Änderung noch recht aufgefasst, war sie bereits wieder zu einer neuen, einer grauen Dunstdecke vorgeschritten. Durch die Luft kam ein summender Ton, ein Winseln, das rasch in ein Pfeifen überging, dann ein Windstoß mit wagrecht mir ins Gesicht spritzenden Tropfen. Und unglaublich schnell gestaltete sich diese Ouverture zu einem Fortissimo von Sturmgeheul, Regengeprassel, Blitzzischen und fast unterbrechungslosem Donnergekrach, gegen das die stärksten Schläge einer Orchesterpauke wie Fingertrommeln an einer Fensterscheibe waren. Dazu wogte das „Brockengespenst", ein dicker, graubrauner Nebel gegen mich heran, durch den es nur da und dort wie ein nackter weißer Hexenleib auf einem Besengestrüpp flackerte, schäumende Sturzwasser, die zwischen dem Strauchwerk um mich herum niederschossen. Ich merkte, dass der Blocksbergherr mit einem zu glaubensstarken Besucher keinen Spaß verstehe; auch mein Pfad war zu einem Gießbach geworden, oder vielmehr, ich befand mich gar nicht auf einem Weg mehr, sondern steckte in den berüchtigten Sümpfen des Brockens, ohne zu wissen, wohin.

So tat ich instinktiv das Einfachste und das Klügste, was in diesem Fall wohl gleichbedeutend sein mochte, und hielt mich geradezu abwärts, gleichgültig, was sich mir an Steingeblöck, Gestrüpp, Gerank, Moorgrund und Wasserlachen entgegenstellen werde. Ich hatte den Trost, nicht mehr nasser werden zu können, und die Bedrohung, irgendwo Arm, Bein oder auch den Hals zu brechen, schlägt man in derartigen Lagen bei noch nicht zu weit von der Jugend entferntem Alter nicht übermäßig hoch an. Die Sache besaß im Gegenteil auch ihr Freudiges; das Außergewöhnliche, welches man vorher als unerquicklich betrachtet und zu vermeiden sucht, übt einen Reiz, wenn man, von ihm überfallen, sich dawider zur Wehr setzen muss. Der Mensch fühlt sich auf sich selbst gestellt, genötigt, ohne den herkömmlichen Anhalt an Vorschriften und Satzungen die eigene Kraft, Umsicht und Sicherheit zu erproben. Das hat Befreiendes, lässt das Überlieferte, von dem wir sonst stets umgeben und umringt sind, gleich einer zerbrochenen Kette empfinden und uns die Ungebundenheit unseres Willens freudig zum Bewusstsein kommen. Das dumpfe Verließ, in das die Kultur uns wie in eine große, gemeinsame Hürde zwängt, ist aufgesprengt; feindlich bedroht uns die Natur, aber nicht, ohne uns im Innersten ein Stolzgefühl zu wecken, dass wir selbst ein Teil von ihr sind und mit Anspannung der von ihr empfangenen Kräfte eigentlich doch nur wider eine göttliche Mutter aufringen, die uns prüfen will und sich freut, wenn wir gegen sie bestehen.

Es dauerte mehrere Stunden, eh' ich mir ein Zeugnis erteilen konnte, das letztere so leidlich getan zu haben. Ich war geklettert und gestrauchelt, durch Geröll und Bruch geworfen und geschwemmt worden, dann sonder Verdienst, aber auch nicht ungerechter Weise, auf einen schmalen Weg geraten und folgte diesem mit der befriedigenden Voraussetzung nach, da er von Menschenhand angelegt sei, werde er auch wohl zu irgend einem Menschenhaus hinführen. Wie's in der Regel zu sein pflegt, bekümmerte sich das Unwetter jetzt nicht weiter um mich. Es hatte seinen Spaß mit mir gehabt, mich mit nassen Ruten gepeitscht, in die Irre gebracht, und insofern, als ich nun wieder einen Pfad unter den Füßen hielt, konnte es gleichgültig mich mir selbst überlassen und befriedigt abziehen. Das tat's auch, anfangs noch laut grollend, bald dumpfer vermurrend; plötzlich schoss statt der roten oder blauen Blitze ein Goldfunke in den hohen Baumwipfel vor mir, und nur ein paar Augenblicke später wanderte ich nicht mehr allein, sondern mit meinem vollen Schattenwurf neben mir. Auf einer sanft geschrägten Halde an meiner Linken lachte die Sonne über tausend Blumenköpfe hin, die sich schon vorzeitig zur Nachtruhe in sich zusammengekauert hatten, und ein Buchfink schmetterte ihr aus rotleuchtender Brust Willkommsgruß entgegen. Er hatte sich vermutlich mit etwas mehr Klugheit als ich rechtzeitig vor dem Sturm und Wolkenbruch gut untergeduckt, denn sein Gefieder glänzte in trockenster Sauberkeit. Doch es war gar kein Grund vorhanden, dass ich nach der überstandenen Strafe für meine Torheit Himmel und Erde nicht ebenso schön finden und fröhlich begrüßen solle, wie er.

Augenscheinlich, nach mannigfachen Merkmalen, befand ich mich nicht auf dem richtigen Wege, das heißt, nicht auf dem, welchen ich vom Brockenhaus herab eingeschlagen hatte. Mithin kam ich mutmaßlich auch nicht an das beabsichtigte Ziel, indes der Gewöhnung meines Umherstreifens fiel nichts gleichgültiger. Im Gegenteil, es war anziehender, nicht zu wissen, wo ich sei und was vor mir liege. Eins ließ sich erkennen, ich musste noch nicht sehr weit von der Gipfelhöhe des Berges niedergelangt sein, die Einsattelung um mich her bot das Wesen eines Hochtales, Weidetrift zog sich an den Lehnen hin. Vor mir fiel der Pfad jetzt in eine Buchenwaldung ab und verbreitete sich, zeigte bald sogar eine schmale Radspur eingedrückt. Und da sah mir auch schon zwischen dem Laub ein Dach entgegen.

Doch war's beim Näherkommen keine Menschenbehausung, sondern nur ein Vorbote solcher, eine kleine, aus berindeten Stämmen aufgeschichtete Blockhütte, wahrscheinlich nur zum gelegentlichen Unterschlupf für Holzfäller hergestellt. Allein trotzdem besaß sie gegenwärtig für den Blick etwas Märchenhaftes. Große Regentropfen hingen noch rundherum an den überspringenden Enden des Dachgebälks, die Sonnenstrahlen brachen sich in ihnen und umgürteten so den ganzen Bau oben vollkommen wie mit einem Diamantenkranz. Darüber verdunstete die Nässe zu einem leichten bläulichen Schleiergespinnst; das Ganze konnte nur, kurz vorübergehend, derartig sein, wenn nach einem Gewitter rasch die Sonne zurückkehrte, aber ich hatte nie Eigentümlicheres, mehr an Kindermärchen Erinnerndes gesehen.

Allgemach indes machten sich meine triefend durchnässten Kleider doch ein wenig unbehaglich geltend und mich auch für den wundersamen Anblick nicht allzulange empfänglich. So setzte ich nach kurzem Anhalt den Abstieg hurtig fort, der Weg bog sich an der Schutzhütte in rechtem Winkel um, und hierhin richtete sie ihre offene Seite. Ich war an dieser schon fast vorüber, als etwas mir nur halb in den Augenwinkel Fallendes mich unwillkürlich den Kopf drehen ließ. Dann stutzte ich überrascht vor völlig Unerwartetem.

Das Innere des Blockhäuschens war nicht leer, sondern auf einer roh gezimmerten Bank saß eine junge Dame, welche auf die hier durch einen Durchhau hin gebotene weite Aussicht hinüberblickte. Sie trug dunkle, eigenartige Kleidung, weder ländlich, noch so, wie man sie in den Städten zu sehen gewohnt war; ich wusste auf den ersten Blick nicht, wohin ich ihre Tracht bringen solle. Dann erkannte ich diese als eine veraltete, wie Bilder sie aus der Jugendzeit unserer Großmütter zeigten, doch der Gestalt der Fremden und mehr noch einem gewissen, schwer zu bezeichnenden Ausdruck ihres Wesens stand der alt-modische Zuschnitt, als ob er der einzige für sie passende sei; man vermochte sie sich gleich nicht anders zu denken. Sie war nicht schön, wenigstens gewann ich durchaus nicht solchen Eindruck; ihr Alter durfte etwa zweiundzwanzig Jahre betragen. Mutmaßlich hatte das Unwetter sie im

Wald überrascht, hier Unterkunft suchen lassen, und sie wartete jetzt noch ein besseres Auftrocknen des Weges ab. Zweifellos aber gab ihre Anwesenheit mir die Nähe einer wirklichen Menschenbehausung kund.

So lüftete ich, stehen bleibend, halb mechanisch-höflich, halb aus eigennützigem Beweggrund, den Hut und knüpfte die Frage daran, ob der Weg vielleicht zu einem Gasthause niederführe. Unter ihrem breitgeränderten Strohhut drehte sie mir den Kopf zu und erwiderte leicht nickend: „Ja, ungefähr in einer Viertelstunde." Mein plötz-liches Dastehen musste sie ebenso überrascht haben, wie ich es von ihrer unvermuteten Gegenwart gewesen, aber nichts an ihr zeigte etwas davon. Offenbar hatte sie, Ge-danken nachhängend, gesessen und gab mir die Antwort, ohne dabei von jenen abzulassen, nur mit dem Munde; ihr leiblicher Blick nahm mich wohl gewahr, doch merklich ver-band sie nichts weiteres, keine Vorstellung damit, warum ich hier sei und was ich wolle. Ich sah nur kurz, dass ihr Gesicht ziemlich blassfarbig war, von Blutarmut und Ab-spannung sprach; unter dem schattenden Hut schien mir über ihren Augenbrauen noch ein anderer, die Stirn leicht überwölkender Schatten zu liegen. Nochmals grüßend, dankte ich und begab mich durch den Wald weiter.

Nach etwa zehn Minuten kam mir von unten her ein junger, wohl noch nicht an die Dreißiger gelangter Mann entgegen, der, mich erblickend, rasch fragte: „Haben Sie vielleicht meine Schwester - ich meine, ein junges Mäd-chen oben angetroffen?" Miene und Stimme verrieten un-ruhige Besorgnis, deren Ausdruck indes auf meine Beja-hung sogleich verging. Bei der flüchtigen Betrachtung konnte ich keine Ähnlichkeit zwischen der Fremden droben und ihrem Bruder auffassen, nur seine Stirn erinnerte mich an sie, bot gleichfalls - ich wusste nicht andere Bezeichnung dafür - etwas schattenhaft Bewölktes. Und ebenso stand ein ungewöhnlicher, wenigstens völlig modeloser Zuschnitt seiner Kleidung in einem gewissen Einklang zu der ihrigen. Das Gepräge der Gesichtszüge beließ keinen Zweifel an seiner Zugehörigkeit zur höheren Geistesbildung. Er erregte den Eindruck eines Gelehrten, doch nicht eines praktischem Beruf hingegebenen; noch weniger freilich den eines Dozenten an der Universität oder höheren Schule. Sein Wesen entsprach nicht der Gewöhnung, öffentlich, vor Vielen zu reden, schien überhaupt Abgeschlossenes, den Verkehr mit Menschen Meidendes zu besitzen. Am nächsten Zutreffendes enthielt wohl die Annahme, er sei ein unabhängiger Privatmann, der sich seinen wissenschaftlichen Neigungen frei hinzugeben vermöge. Seiner einnehmenden, jugendlich-männlichen Erscheinung fehlte es etwas an der geistigen Frische; in seinen Augen lag ein wenig Verstäubtes, als seien sie nicht auf das wirkliche Leben hinaus, sondern zurück, auf hinter ihnen liegende Gedanken gerichtet. Darin mochte sich allerdings wieder eine Ähnlichkeit mit seiner Schwester kundgeben.

Ich glaube, dass diese Vorstellungen mir wohl noch nicht damals, sondern erst später so gekommen sind, denn, während er jetzt, seinen vorherigen unruhig hastigen Schritt mäßigend, aufwärts stieg, begab ich mich eilig weiter hinunter. Bald lichtete sich der Wald, eine kleine offene Wiesenmulde trat an seine Stelle, in deren Mitte ein einzelnes freundliches Gebäude stand, und nach wenigen Minuten hatte ich unter dem Dach desselben in einer einfachen, doch sauberen Stube hoch erwünschte Unterkunft gefunden.

<pre>
          *   *
                    *
</pre>

Von dem Besitzer, der mich hinaufgeführt, erhielt
ich Auskunft, dass ich mich eigentlich nicht in einem Wirts-
hause, sondern in einem hochbelegenen Bauerngehöft
befand. Aber seit einigen Jahren schon hatte in der Gegend
sich die Nachfrage nach Wohnungen für einen stillen hoch-
sommerlichen Aufenthalt vermehrt, und es gehörte nicht
eben zu den seltenen Ausnahmen, dass ein unerfahrener
Brockenbesucher in ähnlichem Zustande, wie ich, des
Wegs daher geriet. Dadurch war der Hofeigentümer auf
den für ihn selbst wie für manche andere nutzbringenden
Gedanken verfallen, einige ihm überflüssige Räume seines
ziemlich umfänglichen Hauses zur Beherbergung etlicher
Gäste herzurichten, die geneigt seien, mit schlichter Kost
und Lebensführung vorlieb zu nehmen. Ich trug kein
trocknes Stück an mir, war genötigt, mich vom Kopf bis
zum Fuß umzukleiden; auch an solches Vorkommnis
gewöhnt, brachte der bäuerliche Wirt mir aus seinem
Vorrat alles erforderliche und erzählte, dass er in diesem
Jahr zu früherer Zeit als sonst dauernde Gäste bekommen
habe, ein Geschwisterpaar, das schon seit mehreren Wochen zwei Stuben bei ihm bewohne. Der Dame sei vom
Arzt vorgeschrieben worden, die Stadt wenigstens für einen
Monat zu verlassen, um sich in freierer und höherer Luft
aufzuhalten, und ihr Bruder, der allein mit ihr zusammen-
lebe, habe sie begleitet. Da sie nach möglichster Stille
und Abgeschiedenheit verlangten, hätten sie die Stelle hier
ausfindig gemacht, und die Schwester bringe nach der
Vorschrift den größten Teil des Tages im Wald oder auf den
Berghöhen zu. Sie sei wohl nicht eigentlich krank, doch ihr

Bruder von eifrigster Fürsorge, dass ihre angegriffene Gesundheit sich wieder bessere. Er habe viele Bücher mit heraufgebracht, in denen er täglich lange Stunden hindurch lese und auch dazu viel auf Blätter schreibe. Die Schilderung machte zweifellos, dass die besprochenen Hausgäste aus den von mir angetroffenen beiden Fremden beständen, und erhob auch meine Vermutung bezüglich des Standes oder Berufes des Herrn fast zur Gewissheit. Der Wirt äußerte noch ein Misstrauen in die Wetterlage; die Sonne sei zu schnell zurückgekommen, der Brockengeist, als ihr alter Widersacher, werde ihr nicht gutwillig so rasch das Regiment wieder überlassen. Dann befand ich mich allein und in äußerst behaglichem Trockenheitsgefühl; ein kleiner Wandspiegel, der von einem Jahrmarkt herstammen mochte, zeigte mir mein Bild komisch in den halb zu weiten, halb zu kurzen bäuerischen Kleidungsstücken. Es war sehr spaßhaft und passte ganz als Abschluss des Nachmittags. Auch eine Cigarre mundete vortrefflich nach der Anstrengung auf dem Sitz am Fenster. Weniger erfreulich schien die Wetterprognose des Wirtes sich bewähren zu wollen; die Sonne war untergegangen und der Himmel überzog sich wieder mit einem Dunstschleier. Man musste unter dem Blocksberg offenbar auf allerhand Teufels- und Hexenspuk vorgefasst sein. Es dämmerte schnell, ein rechtschaffener Hunger machte sich bei mir geltend, und ich stieg die Treppe zum Erdgeschoß hinab.

Hier empfing mich als Esszimmer eine kleine, sehr ländlich und nur mit einem Tisch ausgestattete Stube. Doch ein sauberes Tischtuch lag übergespreitet, eine freilich wenig Licht verbreitende Hängelampe ward angezündet, und bald saß ich vor einer einfachen, indes mich völlig zufriedenstellenden Mahlzeit von geräuchertem Schinken, Eiern, frischgebackenem Brot und vorzüglicher, aromatisch duftender Butter; selbst eine Flasche recht erträglichen Moselweins fand sich auf meine Nachfrage dazu ein. Während ich mich mit diesen Herrlichkeiten beschäftigte und im stillen darüber Betrachtungen anstellte, dass für den Menschen stets nur aus den bedingenden Umständen - in meinem Fall aus Hunger und Ermüdung - der Begriff des Köstlichen entspringe, wurden mir gegenüber zwei Teller mit Essbestecken auf den Tisch gelegt; gleich darauf brachte die Magd ein großes Glas noch kuhwarm dampfender Milch. Um einen Augenblick später öffnete sich die Tür, und die beiden Sommergäste des Hauses erschienen auf der Schwelle.

Merkbar zeigten sie sich von meinem Anblick überrascht und unliebsam berührt, sie standen zaudernd, als ob sie gleichzeitig stillschweigend übereinkämen, sich ihr Abendessen lieber auf ihr Zimmer besorgen zu lassen. Ich musste mich gewissermaßen wie ein unberechtigter und störender Eindringling in ihr bisher allein eingenommenes Gebiet empfinden und sprach dies, aufstehend, mit einer Entschuldigung aus. Etwas zu deutlich mochte daraus hervorklingen, dass ihr unschlüssiges Zurückstutzen mir nicht entgangen sei, denn nun erwiderte der Herr mit ein wenig ungelenker Höflichkeit rasch, dass ich selbstverständlich das nämliche Anrecht wie sie an diesen Raum besäße und er mir ja bereits vorhin für meine Auskunft zu Dank verpflichtet worden sei. Meine veränderte Kleidung wahrnehmend, fügte er die Frage hinzu, ob das Gewitter mich völlig schutzlos überfallen habe, und während dieses Wortaustausches ließen die Beiden sich mit an dem Tisch auf den für sie bestimmten Plätzen nieder. Sie taten dies abermals wie in einem stillschweigenden Einverständnis, als wisse jeder ohne eine Äußerung und einen Blick des andern, was derselbe beabsichtige und in diesem Falle für schicklich geboten halte. Allerdings wäre eine sehr schroffe Ablehnung meiner Gesellschaft darin zum Ausdruck gekommen, wenn sie jetzt noch bei ihrer ersten Anwandlung beharrt und das Zimmer unter einem Vorwand verlassen hätten. Der Fremde und ich mussten ungefähr gleichaltrig sein, ich stellte mich ihm vor, und er nannte mir seinen Namen: Doktor Meinhart. Im Verlauf unseres Zusammenseins erfuhr ich durch Anreden der Geschwister untereinander, dass sie sehr ähnliche, gleichem Stamm entsprungene Vornamen, Ewald und Waldine, führten. Er fügte seiner Vorstellung nach: „Sie dürfen nicht viel von unserer Unterhaltungsgabe erwarten; meine Schwester und ich sind des Redens ziemlich ungewöhnt und eignen uns wenig als Gesellschafter." Daran knüpfte er noch die Frage, ob ich etwa Doktor der Medizin sei, und fuhr, von meiner Bejahung sichtbar freudig berührt, hastig fort: „Halten Sie den Genuss von kuhwarmer Milch für den, wie unser Arzt sagt, zu blutarmen Zustand meiner Schwester für zuträglich?" Ich konnte bei der einsamen Lage des Gehöfts und dem vortrefflichen Weidefutter umher kein Bedenken in betreff der Gesundheit der Kühe hegen und äußerte mich durchaus beipflichtend. Das ließ seine matten Augen mit einem kurzen Aufglanz erhellen, unverkennbar verbarg er sorgende Unruhe für seine Schwester in sich, und meine medizinische Befähigung söhnte ihn völlig mit meiner störenden Gegenwart aus. Ich befragte ihn nun, ob er, wie ich vermutete, Philologe sei; er erwiderte: „Ursprünglich ja; ich habe Philologie studiert, um mich mit einigen geschichtlichen Nachforschungen befassen zu können." Es ging daraus hervor, dass er keine öffentliche Stellung einnahm.

Das Tischgespräch zwischen uns bewegte sich in Abbrechungen und Wiederanknüpfungen weiter; es stellte sich nicht von selbst ein, sondern war ein gewolltes; bemerkbar fand in Pausen auf beiden Seiten ein Suchen nach einem neuen Gegenstand der Unterhaltung statt. Wir waren uns nicht unsympathisch, stimmten sogar zumeist in unseren Anschauungen auffällig überein. Aber was wir äußerten, betraf Allgemeines, ließ keine Schlüsse auf unser eigentliches individuelles Denken und Empfinden ziehen. Das mochte wohl zwischen zwei Fremden in der ersten Stunde ihres Bekanntwerdens naturgemäß sein, doch ab und zu fühlte ich, dass sich im Innern meines abendlichen Tischgenossen eine Gedankenwelt berge, die er verschlossen halte, aus der nur selten einmal ihm ein unwillkürlicher Aufklang über die Lippen heraufkam. Zuweilen brach er ein von mir angeschlagenes Thema merkwürdig kurz ab. Ich tat einmal seines Namens Meinhart Erwähnung, dass, wie ich glaubte, diese Art der Geschlechtsnamen, die aus ursprünglichen Rufnamen entstanden, zu der ältesten in Deutschland gehöre. Er erwiderte: „Allerdings, der meinige lässt sich über ein halbes Jahrtausend zurückverfolgen," und er ging auf etwas anderes über.

Waldine Meinhart beteiligte sich kaum an unserem Wechselgespräch, doch sie hörte jedem Wort ihres Bruders höchst achtsam zu, dessen Aussprüche unbedingte Autoritätsgültigkeit für sie zu besitzen schienen. Jetzt, da sie ohne Hut vor mir saß, stellte sich doch eine gewisse Annäherung der Gesichtszüge beider aneinander heraus. Freilich nicht, wenn man die Einzelheiten betrachtete, dann zerging sie eher, aber eine allgemeine Familienähnlichkeit ließ die gleiche Abkunft erkennen. Zugleich indes, oder eigentlich mehr nach und nach, kam mir auch zur Erkenntnis, dass ich der jungen Dame Unrecht angetan, ihr äußere Vorzüge abzusprechen. Insofern zwar war mein erster Eindruck im Walde richtig gewesen, als sie durch nichts Anspruch auf den üblichen Schönheitsbegriff erhob, eher im Gegensatz zu einem solchen stand. Es ging nichts Ungewöhnliches der Erscheinung von ihr aus, sondern man musste es gewissermaßen in sie hineintragen. Aber wenn die Augen dieses Tun einmal angefangen, so m u s s t e n sie auch damit fortfahren. Dann fügten alle Linien des zu blassen Gesichtes sich harmonisch zusammen und gewannen vor allem eine fesselnde Eigenart. Sie konnten nicht anders sein, jede bedingte die andere, fand in ihr mit Notwendigkeit ihre Ergänzung. Doch lag in dem Ganzen etwas über das wirkliche Lebensalter Waldine Meinharts Hinausrückendes; hauptsächlich benahm die Überwölkung der Stirn ihr die Morgenfrische der Jugend. Sie regte das sonderbare, eigentlich sinnwidrige Gefühl, unter einer Bedrückung zu leiden, von der sie selbst nicht wisse; die Lippen umgab eine gleichmäßige ernste Ruhe, es fiel kaum möglich, sich ein Lachen auf ihnen vorzustellen. Voll märchenhaften Eindruck übte nur ihr reiches Haar von dunklem Braun, in sorglicher Ordnung und doch auch gleichgültig, offenbar in der am leichtesten herstellbaren Tracht gehalten; die starken, über den Scheitel gelegten Flechten erschienen fast wie etwas zu schwergewichtig für den schmalen Hals und durch ihren Druck den Kopf ein wenig vornüber neigend. Mehr als schön, von edelster Bildung, waren die langgestreckten Hände, die beinahe immer ohne eine Regung der Finger herabhingen oder auf dem Tisch lagen. Ich richtete mein Augenmerk auf sie, die feinen Nägel zeigten an ihren Enden keinerlei Bedenken verursachende Überbiegung. Überhaupt sprach aus allem nichts von einer ernstlichen Gefährdung, einem Angegriffensein der Lunge Fräulein Meinharts, sondern von mutmaßlich zu ständigem Aufenthalt in der eingeschlossenen Luft einer städtischen Wohnung, vielleicht mit dem Mangel lebendiger Gemütsanregung verbunden. Ihre Lebensführung mochte sich wörtlich und figürlich zu sehr auf der Schattenseite vollziehen, dass sie der Sonne bedurfte; fraglos hatte die ärztliche Verordnung das Richtige für sie getroffen.

Hin und wieder schlug sie kurz den Blick ihrer tiefliegenden, doch hellperlenden Augen gegen mich in die Höhe. Unser Beisammensitzen brachte dies von selbst so mit sich, und ohne Zweifel lag vor allem nicht im geringsten etwas Spöttisches darin. Doch trotzdem fasste ich es einmal so auf; vermutlich war's meine Eitelkeit, die mir sagte, dass ich in den Kleidern des Bauern eine lächerliche Erscheinung ausmache. Es begann mir unbehaglich darin zu werden, und ich war zufrieden, als meine Tischgenossen - wie Doktor Meinhart äußerte, nach ihrem täglichen Brauch - frühzeitig aufstanden, um sich zur Ruhe zu begeben. Ich blieb noch ein Weilchen bei dem Rest meiner Flasche sitzen und stellte mir die Beiden in der Erinnerung vor. Zwei besondere Menschen, die an sich volles Genüge fanden und Fremdes sich nicht näher kommen ließen. Dabei trat etwas sich Widersprechendes an ihnen zu Tage; sie hegten unverkennbar die vollste geschwisterliche Zuneigung zu einander, und doch berührte es ab und zu wie mit einem Hauch, als ob ihnen die rechte Vertraulichkeit einer solchen fehle und auf beiden Seiten etwas Zurückgehaltenes zwischen ihnen liege. Der Wirt trat zum Abräumen ein, ich befragte ihn, woher seine Gäste seien, doch er wusste es nicht. Ich musste mir daran genügen lassen, dass sie, ihrer Sprache nach, aus der westlichen Hälfte Norddeutschlands herstammten. So stieg ich auch zu meiner Stube hinan. Vor dem offenen Fenster fielen Tropfen vom dicht überwölkten Himmel herab, indes die Aussicht, durch einen Regentag morgen hier festgehalten zu werden, hatte nicht mehr Missmut Erzeugendes für mich, da meine Kleider jedenfalls bis zum nächsten Morgen getrocknet sein mussten. Das mir angewiesene Zimmer war von dem daneben befindlichen nur durch eine Holzwand getrennt, und das letztere ward, wie sich mir jetzt kundtat, von dem Doktor Meinhart bewohnt. Ich hörte ihn an eine Tür klopfen und hinterdrein sagen: „Der Regen hat die Luft heut' Nacht kühl gemacht, Waldine, sei recht vorsichtig und nimm eine Decke mehr als sonst!" Was von drüben darauf geantwortet wurde, verstand ich durch die doppelte Scheidewand nicht, nur am Schluss den Zuruf: „Gute Nacht, Ewald!" Danach tönte es wieder deutlich: „Gute Nacht, Waldine - klopfe mir morgen, sobald du wach bist!" Dann trat Stille ein, nur ein leises Geklirr bekundete, dass mein Nachbar sein Fenster noch öffne und davor stehen bleibend ins Nachtdunkel hinaussehe. Ich hatte mich müde zu Bett gelegt und wartete, wie's Einem vor'm Einschlafen so kommt, auf eine Wiederholung des klirrendes Tones, der das Zuschließen des Fensters nebenan verkünde. Da dies nicht erfolgte, kaprizierte ich mich zuletzt förmlich darauf, es noch hören zu wollen. Aber obgleich ich wohl fast eine halbe Stunde lang horchend lag, blieb alles tief lautlos, und der Schlaf kam doch über mich.

*   *
*

Als ich aufwachte, lag ein dickes, wie mit einem
Messer durchschneidbares Grau vor den Scheiben; wir
steckten in der Wolke, der Weg neben dem Hause glich
einem zu Tal rieselnden Bach. Wenn ich mich nicht wiederum einer völligen Durchnässung aussetzen wollte, war an
ein Verlassen des wirtlichen Gehöftes vorderhand nicht zu
denken. Ich sagte mir, es sei verzeihlich, aus Unerfah-
renheit töricht zu sein, wie ich es gestern gewesen, doch
vernunftlos, mit Bewusstsein in gleicher Weise zu handeln,
und ich fand mich rasch in die Nötigung, geduldig bis zum
nächsten Tage einen Umschlag des Wetters abzuwarten.
Im Grunde, glaub' ich, bestimmte mich nicht der Regen
dazu, sondern ich trug schon den Vorsatz in mir, auch bei
heiterem Himmel noch zu bleiben, um in der Umgebung
des idyllisch belegenen Hofes im Wald und auf den An-
höhen umher zu streifen.

Dies letztere hätte mich freilich in anderer Art über
die Zeit weggebracht, als es jetzt möglich fiel. Ich begab
mich zum Frühstück hinunter, der Tisch war nur für mich
allein zugerichtet, die beiden andern Hausgäste nahmen
den Morgenimbiss auf ihren Zimmern ein. Nicht aus-
nahmsweise, der Wirt sagte mir, sie täten es stets. Das war
zu erwarten gewesen und ebenso, dass meine Anwesenheit sie nicht zu einer Änderung veranlassen werde. Vermutlich gedachten sie meiner kaum, hatten droben für
schlechte Tage ihre Beschäftigung und verließen diese erst
zur Mittagsmahlzeit. So bestätigte sich's; ich saß in meiner
wieder angelegten schicklichen Kleidung allein unten, wo
mir langsam in dem engen schmucklosen Raum Stunde

um Stunde vorüberschlich. Im Hause rührte sich nichts und vor dem Fenster scholl nur das gleichmäßige Wasser-geklatsch oder einmal der zu einer ländlichen Arbeits-verrichtung durch den aufgeweichten Boden stapfende Schritt eines Knechtes. Ich fühlte mich allmählich von Ver-druss angefasst, fast wie gekränkt, ohne doch jemandem eine Schuld daran beimessen zu können, als dem Wetter oder vielmehr mir selbst. Es hatte mir ja freigestanden, mich durchregnen zu lassen und den Weg nach dem drun-ten im Tal liegenden Städtchen einzuschlagen; dass ich mir vielleicht im stillen eingebildet, der Doktor Meinhart - oder seine Schwester - würden eine Rücksicht auf mich neh-men, um meinetwillen von ihrer Gewohnheit abzulassen, das entsprang einer Täuschung, die in naher Verwandt-schaft zur Selbstüberschätzung stand. Missmutig schrieb ich auf mitgeführtem Papier einem mir nahestehenden Freunde einen Brief, in welchem ich mich ironisch über meine augenblickliche Lage zwischen Wolkenwasser und Sümpfen ausließ. Kuhgebrüll vom Stall her, das Stampfen einer Buttermaschine im Keller und zwei, zum Glück un-sichtbare Sommerfrischler langweiligster Sorte - ein halb übergeschnappter sogenannter Privatgelehrter und seine altjungfernhaft-errötende Schwester - vervollständigten den Reiz meines erzwungenen Aufenthaltes. Erzwungen aller-dings nur durch meine eigene Torheit, die dem Nasswerden das langsam von innen heraus Vertrocknen und Eindorren in solcher Gesellschaft vorgezogen. „Ich war auf Blocks-bergteufelsstücke gefasst, aber nicht nach der Richtung, derartig auf einer Leiter geistiger Verkommenheit stunden-lang ausgereckt und peinlich befragt zu werden, ob ich die zweibeinigen oder die vierfüßigen Mitbewohner des Circe-palastes um mich her als die anziehenderen Schöpfungen

der Natur betrachte. In Bezug auf das Verschlagensein
von Wind und Wasser besitze ich zwar mit dem Odysseus
eine gewisse Ähnlichkeit, aber die Klugheit in seinem Kopf
hat mir gefehlt, sonst hätte ich mir mit dem ersten Morgen-
grauen aus meinen Stiefeln ein Floß gezimmert, um dieser
verwünschten Insel, auf der nichts, als in ledernem
Wamms die böseste Hexe Langeweile haust, schleunigst
wieder den Rücken zuzudrehen."

Ein Geklapper der Magd, die mit Tellern für den
Mittag hereintrat, setzte einstweilen meiner verdrossen-
beredten Feder ein Ziel; ich steckte das fast bis zum Ende
der letzten Seite vollbeschriebene Blatt in die Tasche, und
jetzt stellten sich – natürlich, zum Essen - bald auch die
beiden Gäste von oben ein. Die von Doktor Meinhart an
mich gerichtete Begrüßung ergab, dass er in der Tat nicht
mehr an mich gedacht habe; er sagte überrascht: „Sind Sie
noch hier geblieben? Freilich, das Wetter war nicht zum
Fortgang einladend, meine Schwester hat sich leider auch
im Hause halten müssen." Mich anblickend, fügte er nach:
„Unser Arzt meinte - stimmen Sie dem zu? - an Tagen, an
denen sie verhindert sein werde, draußen zu sein, emp-
fehle es sich für ihre Gesundheit, ein Glas guten Weines
bei Tische zu trinken."

Von der Öde, die der Vormittag mir gebracht haben
musste, war mit keinem Gedanken und Wort des Bedau-
erns die Rede; nur dass ich ein Gutachten zum Besten
seiner Schwester abgeben konnte, ließ mich für ihn als etwas Erwünschtes noch mit im Hause vorhanden sein.
Gleichgültig erwiderte ich, die Achsel zuckend, was sein
Arzt für angebracht halte, werde voraussichtlich das
Richtige sein, und setzte mich wortlos mit an den Tisch.
Doktor Meinhart erkundigte sich jetzt sorglich nach dem

besten Wein, der im Hause vorrätig sei, und bestellte sich eine Flasche desselben. Der Wirt hatte sich verhört, brachte statt der einen, zwei; da er mir die andere vorsetzte, wies ich sie nicht zurück, sondern suchte den mehr und mehr in mir anwachsenden Ärger vermittelst einiger rasch geleerter Gläser hinunterzuspülen. Das Fräulein sah noch blasser aus als gestern, ich erfand dafür zu meiner Befriedigung die Bezeichnung „wie angekalkt". Unfraglich bemerkte sie gar nicht, dass ich in anderen Kleidern steckte; sie war überhaupt vollständig interesselos, tat wahrscheinlich aus Klugheit den Mund nicht auf, um nicht ihren gänzlichen Mangel an Bildung zu verraten. Unsere Löffel, Gabeln und Messer klapperten, ihr eintöniges Geräusch ward nur hin und wieder einmal von einer kurzen Äußerung Meinharts und einsilbiger Antwort von meiner Seite begleitet. Ich nahm mir vor, sogleich nach Beendigung der Mahlzeit das Haus zu verlassen, wenn der Himmel auch Waschzuber ausschütten sollte.

Aber dann - tat es der wirklich gute, feurige Wein, oder hatten sich doch völlig unvermerkt Fäden zwischen uns ausgesponnen und heimlich aneinander geflochten? - mir gelangte es erst plötzlich einmal zum Bewusstsein, dass wir uns schon seit längerer Zeit in einem lebhaft angeregten Gespräche befanden, welches sich von dem gestern Abend geführten wesentlich unterschied. Schon dadurch, dass die Sprechweise meines Tischgenossen das Ungelenke verloren hatte, vielmehr stets mit sicherster, treffendster Deckung den Ausdruck für die Gedanken fand. Diese letzteren aber bildeten das Besondere; es war durchaus Ungewöhnliches, nur ihm Angehöriges, was von seinem Munde kam. Unsere Wechselrede war auf die Frage des Verhältnisses der Einzelpersönlichkeit zur Menschheit geraten, und ich suchte unwillkürlich, mir manche seiner Bemerkungen darüber ins Gedächtnis zu prägen. Mit einigen gelang es mir; den Beginn machte seine Äußerung: „Gewiss legt die Vernunft oder Weisheit uns auf, die Menschheit so zu nehmen, wie sie ist, und nichts weiteres von ihr zu verlangen. Aber wenn man es wirklich dahin gebracht hat, dies zu können, dann ist man auch fertig und ohne inneren Zusammenhang mehr mit ihr."

*   *
*

Was ich mir in der Erinnerung zu bewahren vermochte, schrieb ich später am Abend noch nieder. Auf dem Blatt steht zuerst:

„Zunächst erscheint es vermessen, wenn der Einzelne sein Selbst der Gesamtheit souverän entgegenstellt. Denn wie wenig kann der Mensch nur? Wie bald begrenzt die Natur ihn und noch mehr er selbst sich! Jeglichem gilt die Frage: Wo ist deine Schranke im Denken oder im Denken - W o l l e n? Denn jeder, auch der am freiesten Gesinnte hat sie sich an einer Stelle selbst aufgerichtet. Im letzten Grunde gleichen alle dem großen Skeptiker, der nicht daran glauben konnte, dass ein Gott die Welt aus nichts erschaffen habe, sondern dafür hielt, es müsse schon etwas Sand und Wasser vorhanden gewesen sein, um die Natur daraus herzustellen, und ein bisschen Lehm, aus ihm die ersten Tiere und Menschen zu kneten. Aber wie das Meer seiner innersten Beschaffenheit nach nichts anderes ist, als jeder einzelne Tropfen, so steht auch jedes ernstlich denkende Individuum dem Rätsel des Weltalls und des Menschenlebens mit der gleichen Berechtigung gegenüber, wie die ganze Menschheit; seine Einzelerkenntnis wiegt genau so schwer - oder so leicht - als die Meinung ungezählter Millionen, die nur eine Summe von Tropfen bilden. Wir sind vergeblich Suchende am heutigen Tage und werden es bis zum letzten Tage der Erde bleiben, wie's der erste unserer Art war, der die Augen zum undurchdringlichen Weltgeheimnis aufhob. So alt und erfahren die Menschheit ist, hat all ihre Weisheit und Wissenschaft doch noch nicht das täglich Nächste um sie her, nicht einen einzigen Gedanken eines Tieres zu ergründen vermocht."

Auf meinem Blatt finden sich weiter noch aus dem Verlauf unseres Gesprächs die Äußerungen Meinharts:

„Wir beziehen immer alles nur auf uns und unterliegen leicht dem Gefühl, als ob es die Natur mehr Anstrengung koste, das leuchtende Purpurrot, als das eintönige Grau, mehr, das Schöne und Entzückende, als das uns Nichtige und gleichgültig Belassende zu schaffen."

„Es hat mich oft erfreut, dass das Rotkehlchen gar keine Ahnung davon hegt, nie besessen hat und in aller Zeit nicht besitzen wird, dass es Rotkehlchen heißt."

„Wir wähnen die Kraft der Natur zu benutzen, zu zwingen, und werden nur von ihr benutzt, zu dem gezwungen, was sie will. Wir sind eines ihrer Werkzeuge, durch das sie Besonderes schafft und zeugt, und in kleinlichem Größenwahn stellen wir es ihr als Geist, Wissen, Kunst, wie unsere Schöpfung gegenüber."

„Es gibt Menschen, die durchaus von Weidenbäumen Äpfel schütteln wollen und dies auch manchmal getan zu haben meinen, wenn sie vorher unbewusst selbst ein paar solcher an einem Zweig aufgehängt haben."

„Bilde dir deine Moralgesetze selbst, aber bilde sie

nicht verrückt und nicht wider deine Natur." „Die Welt ist einfacher, als sie dir erscheint. Aber sieh sie zugleich auch als unendlich vielfältiger zusammengesetzt an!" – „Hüte dich, die Menschheit für so jammervoll gedankenleer zu halten, wie sie sich zur Schau stellt. Sie heuchelt nur in ihrer Gesamtheit, nicht zu tun, was doch jeder einzelne für sich im stillen tut, zu denken." - „Auch das Denken oder Gedanken haben wird eine Gewohnheitstätigkeit." – „Schärfe deine Klinge nicht zu fein, sonst verbiegt sie sich und wird zum Schneiden unbrauchbar. Nach allen Richtungen ist der zu feine Schliff des Geistes, des Verstandes, selbst des Gemütes nicht mehr widerstandskräftig, um die Materie der Tatsächlichkeit, die unser Leben bedingt, zweckdienlich zu bewältigen. Das zu subtile Eindringen erlahmt überall an letzten, aus der Tiefe geisterhaft heraufdrohenden Widersprüchen und verschartet die Kraft des gesunden Handlungstriebes, einer Beurteilung, die allein den Namen einer vernünftigen, der Realität des Lebens entsprechenden verdient. Der inneren Wohlfahrt, dem G l ü c k der Menschheit bringen das Teleskop und das Mikroskop mehr Schaden als Gewinn."

*   *
*

Die Stube um mich, in der ich den öden Vormittag verbracht, erschien mir völlig verwandelt, fast als ob ich mich in einer Raumlosigkeit und zugleich auch Zeitlosigkeit befinde. Noch niemals war mir das Denken eines Menschen so sympathisch nahe getreten, wie das Ewald Meinharts. Es stand überall im Einklang mit dem meinigen; vielfach aber warf es einen Lichtstrahl auf Dinge, die ich bisher nur als dunkle Empfindungen in mir getragen, erhellte und erhob mir unbestimmte Gefühle zur Klarheit und Anschaulichkeit fester Gedanken. Er hatte unvergleichlich mehr als ich selbständig gedacht, gewissermaßen ein philosophisch-anatomisches Seziermesser an sein eigenes Innere gelegt und aus seiner Selbstzergliederung sich eine Auffassung der Welt und des Lebens gewonnen. Und zwar eine solche, die keineswegs vor der Kundgabe scheute, dass sie dann und wann mit sich selbst in einen Widerspruch gerate, denn die Natur, der große Lebensbegriff enthielt für den tiefer Eindringenden Unvereinbares, das sich auch im Menschengeiste, einem kleinen Teilchen jenes großen Ganzen, wiederspiegeln musste. So ging aus den Äußerungen Meinharts, scheinbar widersinnig, tiefe Missachtung und Würdigung, Wertschätzung der Menschheit hervor; trotzdem klaffte für mich zwischen diesen beiden gegensätzlichen Anschauungen kein unüberbrückbarer Durchriss. Sie wurden dem Auge des Betrachters durch eine verschiedene Lichtbrechung des betrachteten Gegenstandes hervorgerufen und drückten gleiche subjektive Wahrheit aus, die einzige, zu welcher die menschliche Erkenntnis überhaupt gelangen konnte. Ewald Meinhart sprach selbst über dies vom Menschenwesen Unzertrennliche und hatte es sich in ein paar Reimzeilen, gleichsam als *versus memoriales*, zusammengefasst:

„Was pocht ihr stolz auf logische Gesetze,
Wo euch ein Widerspruch erscheint?
In jeder Brust sind tausend Gegensätze,
Die dennoch sie in sich vereint.
Wer sich von ihnen frei benennt
Und sichren Blicks sein Angesicht
Bei diesem Ausspruch hebt, der kennt
Sich selbst nicht, oder will es nicht."

Obwohl wir gleichen Alters waren, kam ich mir doch oft wie ein Schüler vor, der einem Lehrer zuhöre. Wir blieben, wie selbstverständlich, am Tische zusammensitzen, die Stunden schlichen nicht mehr, schienen zu fliegen, ich zweifelte einmal an der Richtigkeit meiner Uhr, so unglaublich schnell war der Nachmittag vergangen. Ab und zu beteiligte sich heute auch Waldine Meinhart mit einem kurz-bescheidenen, doch immer volles und feines Verständnis offenbarenden Wort an dem Gespräch; meistens indes saß sie, achtsam auf das horchend, was vom Munde ihres Bruders kam. Sie bemerkte, welchen Eindruck dies bei mir übte, und man sah, sie empfand freudigstolze Befriedigung darüber. Ihre blasse Gesichtsfarbe überhauchte sich mit einer leisen Röte; wenn ihr Blick sich zu mir hinwandte, lag etwas sich freundlich Annäherendes darin. Wie schön waren diese Augen in ihrer Tieflage unter den dunklen, geschwungenen Brauen! ein geheimes Leben tauchte aus ihrem Grunde herauf. Und jetzt, bei der wärmeren Färbung des Gesichtes, wie weich, fein und anmutig alle Züge in ihrer Einzelheit, wie im sanften Übergang zu ihrem Gesamtausdruck! Sie bildeten eine Vereinigung des körperlich Lieblichen mit geistigem und gemütlichem Gepräge zu besonderster Eigenart. Nur der Wolkenschatten darüber blieb und benahm ihnen das freudig Jugendliche. Er musste ein Erbteil sein, da beide Geschwister ihn in gleicher Weise auf der Stirn trugen.

Über mich kam es schon seit geraumer Zeit stark und stärker mit einer Unruhe, einem heißen Schamgefühl, von dem ich zuletzt meinte, es müsse mir sichtbar an den Schläfen glühen. Mir war's, als brenne mir etwas auf der Brust, nehme ihr den freien Atemzug; unter einem Vorwand sprang ich plötzlich einmal vom Sitz und lief rasch vor die

Haustür hinaus. Der Regen goss in Strömen herab, doch ich eilte durch ihn an eine nahbelegene kleine Quellrinne, die gegenwärtig ein brausend niederschäumender Wassersturz überfüllte. Hier zog ich hastig den am Vormittag von mir geschriebenen Brief aus der Tasche, zerriss ihn in winzige Fetzen und warf sie in den weißen Gischt des Wildbachs hinein. Dann atmete ich erleichtert auf und begab mich ins Haus zurück; ich hatte eine Pflicht erfüllt, mir erst die Berechtigung erworben, mich wieder zu den beiden ungewöhnlichen Menschen setzen zu dürfen. Sie besaßen Anspruch auf ein höheres Beiwort; es waren zwei seltene, außerordentliche Menschen.

Es schmeichelte nicht meiner Eitelkeit, sondern beglückte mich innerlich, dass sie Gefallen an mir fanden, nicht mehr daran dachten, auf ihre Stuben zurückzukehren, sondern auch den Abend unten mit mir zubrachten. Wir saßen wie auf einer Insel in weitem Meer, das nicht nur ihren Rand umschloss, auch über sie hinwogte, denn rauschend stürzten draußen von oben unablässige Wassermassen herab. Über zahlreiche Gebiete wechselte der Austausch unserer Gedanken hin; dann und wann kam einmal etwas daraus hervor, das mir den Eindruck regte, als ob Meinhart es aus einer Bezugnahme auf sich selbst vorgebracht. So bei seiner Antwort auf eine Äußerung von mir, dass weitaus die große Mehrzahl der Menschheit sich nur mit einer dunklen Ahnung, was das Leben eigentlich gewesen sei, ins Grab lege; sie gehe wie aus einer unverstandenen Komödie oder Tragödie nach Hause. Darauf erwiderte er eigentümlich: „Mich däucht, sie sind darum nicht zu bedauern, wären es nur, wenn die Gegenwart, das heißt ihre Lebensdauer, wirklich einen tieferen, reicher zu nutzenden Wert besäße. Ist dies nicht der Fall, so meine ich, tut man wohl, seinen Daseinszweck in Anderem, ganz und sicher Erreichbarem zu suchen. Das Gewesene bietet solche unveränderliche Zuflucht, und ich kann mir vorstellen, dass jemand sich derartig in das Leben und die Gedankenwelt einer großen geschichtlichen Persönlichkeit oder der Vergangenheit überhaupt zu vertiefen im stande ist, dass ihm - wie sein Wunsch es erstrebt - sein eigenes Dasein als völlig nichtsbedeutend und gleichgültig erscheint."

Aus solchen Bemerkungen, wie gesagt, fiel ab und zu ein streifender Schimmer über die Lebensführung Meinharts, sonst ward Persönliches zwischen uns nicht berührt. Er vermied es merkbar, so tat ich das Gleiche. Mir gewährte es Befriedigung genug, zu derartiger geistiger und gemütlicher Vertraulichkeit mit den anfänglich so ablehnenden Geschwistern gelangt zu sein. Ich weiß nicht, wann und wodurch mir einmal das sonderbare Gefühl kam, trotz der innigen Zuneigung zwischen ihnen falle - nicht meine Gegenwart - doch die eines Dritten überhaupt beiden erwünscht, um dem Untersichalleinsein ausweichen zu können. Ihre stetige Beschränkung darauf übte vielleicht zuletzt eine ermüdende Wirkung, oder möglicherweise mochte doch irgend eine Gegensätzlichkeit zwischen ihnen bestehen, welche unter vier Augen leichter zum Ausdruck zu kommen drohte. Nachdem sie die erste unliebsame Empfindung überwunden, die meine Anwesenheit ihnen erregt hatte, kamen beide offenbar unausgesprochen in dem Trachten überein, so lange ich im Hause zugegen sei, ihren Aufenthalt in der Gaststube zu nehmen. Und wie es mir nachträglich erscheinen wollte, war aus diesem Bestreben auch schon die mittägige Anknüpfung von Seiten Meinharts hervorgegangen, die mich unvermerkt in die lebendigste Gesprächsführung hinübergeleitet hatte.

Lange bereits brannte die kleine Hängelampe wieder über unserem Tisch, es war später Abend geworden, seit Stunden stieg die abgerundete Quecksilbersäule des Barometers am Fenster in ausnehmender Geschwindigkeit an. Ich sprach meine Absicht aus, am andern Morgen in der Frühe aufzubrechen, und erweckte dadurch ein Bedauern in den Zügen Ewald Meinharts und - wie eine heimlich wohltuende Empfindung in meinem Innern mir zu bestätigen schien - einen leisen Ausdruck gleichen Gefühls auch in der Miene seiner Schwester. Er füllte sein Glas mit dem Rest der Abendflasche und sagte: „Nun denn, auf Wiedersehen im Leben! Ich denke, wir sind in kurzen Stunden zu Freunden geworden, und mich dünkt, es wird uns leichter wieder einmal zu einander führen, wenn wir uns auch als Freunde hinfort anreden. Ist's Ihnen so genehm? Wir sind ja noch in dem Alter, das nicht mit Unrecht auf das Wörtchen „Du" einen anderen Wert legt, als auf das „Sie"."

Das Anerbieten kam mir durchaus unerwartet, doch ebenso erfreut als überrascht nahm ich es bereitwilligst an. Unsere Gläser klangen zusammen, gleichfalls dasjenige Waldine Meinharts, die mir danach zum Zeichen auch ihrer freundschaftlichen Gesinnung die Hand reichte. Gern hätte ich das „Du" ebenfalls auf sie ausgedehnt.

Doch nun war eine Schranke zwischen uns fortgeräumt worden, deren Wegfall ein längeres Beharren auf dem Schweigen über unsere persönlichen Verhältnisse unnatürlich machte. Kurz stellte ich die meinigen dar und fragte dann nach dem Wohnort der neuen Freunde. Meinhart nannte zu meiner abermaligen Überraschung die Stadt, die ich vor einigen Tagen im Abendlicht durchwandert hatte, und wie ich von dem großen Interesse sprach, das mir die alten Häuser derselben, besonders ein ältest, noch im gotischen Stil erhaltenes Gebäude am Marktplatz eingeflößt habe, entgegnete er: „Das ist unser Haus - das heißt, wir wohnen darin," fügte er nach kurzem Anhalten hinzu, und es war, als ob bei den letzten Worten die Bewölkung auf seiner Stirn sich noch etwas verdichte. Aus der Weiterrede erfuhr ich, Waldine sei nicht seine rechte, sondern seine Stiefschwester, die Tochter einer zweiten Frau seines Vaters. Seine wirkliche Mutter war früh gestorben, doch auch die andere bereits, als die Geschwister noch in kindlichem Alter gestanden, so dass diese als Waisen allein miteinander in dem alten großen Hause aufgewachsen waren. Ich erzählte, wie ich unwillkürlich die Hand auf den Türdrücker desselben gelegt, um unbefugt einen Blick in das Innere zu werfen; Meinhart versetzte: „Wenn Dein Weg Dich jetzt einmal wieder vorüberbringt, hast Du die Befugnis, Freund, und wird die Tür nicht verschlossen sein. Wir sind immer zu Hause - aber es ist spät und nötig, dass meine Schwester zur Ruhe kommt. Sie ist nicht an langes Aufbleiben gewöhnt, der Arzt hält es auch nicht zuträglich für sie."

Sein Blick hatte sich auf ihr Gesicht gerichtet, nur kurz, rasch vorübergehend, doch mit der ängstlichen Besorgnis für ihre Gesundheit, die stets in seinen Augen lag. Ich griff nach meinem Glase:

„Also zum Abschied!" Mir kam's auf die Lippen, dass ich nachfügte: „Vive ut vivas!" [Lebe, dass du lebest!]

Ein Anflug trüben Lächelns ging ihm um den Mund, er erwiderte: „Mir kommt als Gegengruß ein Spruch in den Sinn:

,Es hat sein Maß das Leben
Von Freuden und Leiden;
Scheint dir zu viel von den letzten gegeben,
Lerne dich bescheiden.

Du kannst es nicht wenden
Und rüttelst vergebens
Mit ungeduldigen Händen
An den Schranken des Lebens.'"

Es machte mir den Eindruck, als ob es kein aus dem Gedächtnis wiedergegebener Spruch, sondern ein von ihm selbst im Augenblick gestalteter sei. Die Wangen Waldine Meinharts erschienen momentan so lebhaft gerötet, wie ich es kaum für möglich gehalten; doch nahm ich ihr Gesicht nur eine Sekunde lang mehr gewahr, da sie sich abdrehte und voraus auf den Flur trat. Sie mochte in der Tat selbst fühlen, dass sie der Ruhe bedürfe, denn sie stieg rasch auch die Treppe noch oben voran und rief mir erst droben durch das Dunkel noch einen Abschiedsgruß zu. Dann hörte ich sie ihre Stubentür mit dem Schlüssel abschließen, während ihr Bruder und ich uns mit einem herzlichen Druck der Hand trennten.

Draußen fiel der Regen noch, jedoch in der ruhigen, großen Art, die mit Sicherheit sein baldiges Aufhören und wolkenlosen Himmel für den Morgen erwarten ließ. Mich zu Bett legend, dachte ich über die beiden Menschen nach, denen ich heute so unverhofft freundschaftlich nahe getreten war, oder vielmehr, ich glaubte, dies noch eine Weile zu tun. Aber plötzlich kam es mir zu halbem Bewusstsein, dass ich mich bereits in einem Traumzustand befunden, denn ein lautloses Geflatter hatte sich an meinen Augen vorbei bewegt, und wie ich mich noch einmal besann, waren es die beiden Tauben auf dem Giebelsims des alten gotischen Hauses gewesen, die beim Einbruch der Dämmerung schattenhaft nach rechts und links auseinander huschten. Nun klang vom Nebenzimmer her durch die dünne Holzwand wie gestern, nur kam's mir vor mit einer

gepressteren Stimme, der Ruf: „Gute Nacht, Waldine",
weiter von drüben erwiderte es wohl mit dem gleichen
Wunsche, doch so leistönig, dass ich es nur zu ahnen, die
Worte nicht zu unterscheiden vermochte, und der Schlaf
bewältigte mich.

*   *

*

Um einige Wochen später ging ich durch das
Straßengewühl der Großstadt. Nach der Stille und Einsamkeit, die ich im Gebirge genossen, ein hirnbetäubendes
Durcheinander. Ununterbrochene Kette hastig jagender
und langsam trabender Wagen auf dem Pflaster oder in
eisernem Schienengeleise; an den Seiten stets gleichmäßig flutendes Gedränge von Fußgängern, Kopf an Kopf.
Reichtum und bittere Armut, Prunk und Nachlässigkeit
dicht gemischt, verschiedenes Alter und Geschlecht, der
Ausdruck des Übermuts und Frohsinns, der Geschäftigkeit
und Sorge, des Grams und der Blasiertheit. Kein Gelärm,
nur ein allgemeines Geräusch, dem Rauschen eines breiten Wassers ähnlich; von tausend Lippen kein Stimmenklang, gleichsam ein schattenstummes Vorübertreiben und
doch immer gleiches Bleiben. Es war wie ein rasender
Strom, der ungezählte Tropfen wälzte, von denen ein jeder
eine Welt in sich trug, diejenige seines Geschäftes, Be-
triebes, Interesses, seiner Hoffnung, Erwartung, Ängsti-
gung, Enttäuschung, seines Glückes oder seiner Trauer.
Aber jede dieser Wellen war der andern neben ihr unbekannt und vor allem - es schauerte mich kalt an - eisig
gleichgültig. Jeglicher folgte hastgedrängt einzig seinem
Stern oder Irrlicht, und die Erde mit allem auf ihr drehte

sich nur um ihn; ob die glimmernden Hoffnungsgestirne der Übrigen als trügerische Sternschnuppen herunterfallen mochten, bekümmerte ihn mit keinem Gedanken. Es konnte nicht anders sein; die Menschheit war's, die sich mit einem gemeinsamen Namenbande zusammenfasste und doch keine Verbindung besaß, sich im Innersten fremd war. So wurde man ihr gegenüber von dem Doppelgefühl erfasst, dass man vor ihr erschrak, sie missachtete und doch auch, die Notwendigkeit ihres tausendfältigen Treibens begreifend, sie von einer Selbstverschuldung des unheimlich abstoßenden Eindrucks, den sie erregte, lossprach. Aber Eines ergriff mich mit überwältigender Empfindungsmacht, wie noch nie zuvor: das Wort „fremd". Aus ihm kam alles Unschöne, Widermenschliche, das Herz frostig Zusammenziehende herauf: der Einzelzerfall, dies Sondertrachten, die Selbstsucht, jene eisige Gleichgültigkeit. Es gab nur zwei himmlische Genien, die sich dem Menschen als Beschützer an die Seite gesellten, um ihn in diesem kalten, wilden Stromgetriebe nicht mut- und hülflos untergehen zu lassen, die Freundschaft und die Liebe.

Nicht zum erstenmal seit Wochen geschah's, doch unausgesetzter, als bisher, dass sich vor meinen Augen wie fassbare Wirklichkeit ein Täuschungsbild gestaltete. Über jeder weiblichen Erscheinung, die mein Blick in dem Straßengewühl traf, tauchte es hervor, und zwar als das Antlitz Waldine Meinharts, das einen Vergleich zwischen sich und allen übrigen Frauengesichtern von mir forderte. Manche von diesen mochten mehr dem üblichen Schönheitsbegriff entsprechen, durch Form und Farben zu einem siegesgewisseren Triumph über die Sinne ausgerüstet sein. Doch jedes zerging zu einem lediglich äußeren, inhaltsleeren Schein, wenn meine Phantasie das Bild ihrer Erinnerung daneben hielt. Es blickte mich mit den geheimnisvollen Augen einer verschwiegen-reichen, im Innersten bewegten Menschenseele an, um das wundervolle braune Mädchenhaar legte sich mir gleich einem Diadem der märchenhaft leuchtende Diamantenkranz des Dachgebälks der Blockhütte, unter der ich sie zuerst gewahrt, und im Herzen klopfte mir die Gewissheit, dass für mein Empfinden sich nichts mit der still-harmonischen Anmut ihres leiblichen und geistigen Wesens vergleichen lasse. Das regenumwogte Gehöft am Brockenabhang war in der Tat eine Zauberinsel gewesen, die mich mit mehr und mehr sich verdichtenden, fesselnden Netzfäden umsponnen. Nicht als die Wohnstatt einer verführerischen Circe oder einer Blocksberghexe, sondern als eine heimlich weltentrückte Stelle, die mich kurz mit einer echten, edlen und holden Weiblichkeit zusammengeführt hatte, wie ihr Gleichartiges mir noch nicht im Leben begegnet war.

Von der friedlichen Schönheit der Natur umgeben, beim Wandern und Rasten in den Bergen, hatte ich nur das Gefühl einer mich lieblich begleitenden Erinnerung, keines des Mangels in mir getragen. Doch die fremde Großstadt erschreckte mich jetzt plötzlich mit dem Schauer einer Leere, einer Beängstigung in der Brust; mich überkam verlangende Sehnsucht nach einem schützenden Genius wider die gruftartig anatmende Gleichgültigkeit der Menschen. Ich sagte mir - denn aufkeimende Liebe betreibt stets ein Versteckspielen mit sich selbst - ein heftiges Begehren nach Freundschaft und Gemütsverwandtschaft werde in mir lebendig - mich sahen nun die geistvollen Züge Ewald Meinharts an - und durch das Gewühl der Straße fortschreitend, erwog ich, welchen besten Gebrauch ich von meiner mir noch übrigbleibenden Reisezeit machen

könne und dass mein Heimweg mich unweit an dem
Wohnort des neugewonnenen Freundes vorbeiführe. Auch
das war ein Gaukelspiel, denn mein Entschluss stand
schon in mir fest.

*　　　　*
*

So war's an einem Spätnachmittag im Juli, als die
Post mich wiederum in das alte Städtchen gebracht. Ich
nahm in einem Gasthof Unterkunft, dann ging ich sogleich
dem Marktplatz zu. Die Straßen erschienen mir schon
vertraut, nicht als ob ich sie vor kaum einem Monat zum
erstenmal gesehen, sondern sie bereits seit langen Jahren
gekannt. Doch hatten sie etwas in andrer Richtung Sonderbares für mich, ich schritt zwischen den überhängenden
Häusern, wie man sich erwachend, im Traum gegangen zu
sein, entsinnt. Wie in einem solchen lag etwas Ungewisses,
Verschleiertes vor mir und ebenso in mir, ein wunder-
sames Gefühl des Ahnens und doch nicht Wissens, was
sich am Ziel meines Weges befinden und wie ich auf ihm
zurückkehren werde.

Natürlich aber stand alles, wohin ich kam, unverändert, nur hochsommerlicher in der schwül bedrückenden
Luft. Menschenleere Ruhe herrschte auf dem Hauptplatze
mit seinen alten Renaissancegebäuden, und still wie damals, von der Abendsonne angestrahlt, stieg das gotische
Haus vor mir auf. Die beiden Tauben saßen ganz in
gleicher Weise auf dem nämlichen Gesims, gleich leeren
Augen blickten die Fenster mir entgegen. So reglos und
lautlos stand der große Bau, dass mich Zweifel befiel, ob
seine Bewohner wirklich, ihrer geäußerten Absicht gemäß,

schon aus dem Gebirge heimgekommen seien. Doch wie ich nun die Hand auf den Drücker der Tür legte, öffnete sich diese und eine matttönige Glocke schlug an. Ich trat auf einen weiten, schon von Halbdämmerung überlagerten Flurplatz, an dessen Ende ein Wendeltreppe mit künstlich durchbrochener Gesteinwandung zum oberen Stockwerk hinanführte; eine alte Magd erschien und fragte verwundert nach meinem Begehren. Sie zögerte merklich, ob sie den Auftrag, Herrn Doktor Meinhart meine Karte zu bringen, erfüllen solle, dann tat sie's, doch mit einem Ausdruck, welcher deutlich das Zwecklose meiner Anmeldung kundgab. Diese ward indes nach andrer Richtung überflüssig, denn Ewald Meinhart tauchte droben auf einem söllerartigen Umgang empor, bog den Kopf über die Brüstung desselben und sah herab. Sein Gesicht wurde von einem Fenster her angehellt, er bedurfte einiger Augenblicke, mich zu erkennen. Als ihm dies gelang, sah ich, dass ein leicht schreckhaftes Stutzen über seine Züge ging. Ich war ihm nicht willkommen, mein Besuch in diesem Hause nicht angebracht. Erst jetzt gelangte es mir zu klarem Bewusstwerden, er hatte mich auch mit keinem Wort dazu aufgefordert; wenn er mich nicht wahrgenommen, hätte ich am liebsten das Haus rasch wieder verlassen.

So jedoch war dies nicht mehr möglich, ebensowenig als ein Verleugnen von seiner Seite, er kam nun über die Treppe herunter und begrüßte mich mit den Worten: „Verzeihe, ich erkannte Dich nicht gleich - der Flur ist etwas dunkel - und ich hatte nicht gedacht, dass Du uns aufsuchen würdest." Seine Stimme besaß einen müd-klanglosen Ton, und was er sagte, entsprach demselben, legte ziemlich unverhohlen an den Tag, ich sei ein unerwarteter, richtiger ein ungebetener Gast. Welch ein Gegensatz zu seinem freundschaftlichen Wesen und Verhalten am letzten Abend unseres Zusammenseins! Beim Eintritt ins Haus hatte mich in plötzlichem Übergang aus der Schwüle draußen eine frostig kühle Luft angeweht, und im Einklang dazu kam sein Empfang mir kühlfrostig entgegen. Dafür hatte ich nicht vor der Gleichgültigkeit der Großstadt zu erschrecken und zu entfliehen gebraucht. Wie dort, war ich hier fremd unter Fremden, und ich beschloss, mich nach flüchtigem Höflichkeitsverweilen auf Nichtwiederkehr zu entfernen.

Nun führte er mich in eine große Stube mit hoher dunkler Decke und ebenso dunklem Wandgetäfel, welches das karge, durch kleine, in Blei gefasste Scheiben fallende Licht fast gänzlich auftrank. Hier saßen wir uns an einem schweren, offenbar uralten Eichentisch in gleichartigen Armstühlen mit geschnitzten Tierköpfen an den Lehnen gegenüber. Er richtete einige kurze, abgebrochene Fragen an mich, wie man sie an einen oberflächlich bekannten Besucher stellt; dazwischen ließ er Pausen eintreten, welche zu erkennen gaben, seine Gedanken seien mit anderem beschäftigt. Erst wie ich mich einmal nach dem Befinden seiner Schwester erkundigte, schien er zu einem deutlicheren Bewusstsein meiner Gegenwart zu kommen, hob den Kopf und versetzte: „Meine Schwester - ja so, Du hast sie ebenfalls kennen gelernt. Sie wird drüben sein; wenn es Dir genehm ist, wollen wir zu ihr hinübergehen."

Es klang, als müssten wir eine Reise zu dem Behufe antreten, und in der Tat war es auch beinahe so. Er führte mich schweigend durch lange, düstere Gänge, über Stufen und um seltsame Vorsprünge offenbar nach der völlig entgegengesetzten Seite des Hauses; überall lag es wie mit dem Licht und der Luft eines verlassenen, doch erhalten gebliebenen mittelalterlichen Klosterbaues. Dann klopfte er an eine Tür, und die Stimme Waldine Meinharts rief „Herein". Es mutete befremdend an, dass Bruder und Schwester sich in so förmlicher Art ihr Zusammenkommen anmeldeten, doch merkbar war's ein Handeln stetiger Gewöhnung zwischen ihnen. In den Raum, den wir betraten, fiel durch anders als drüben geartete Scheiben noch ein helles, rötliches Licht, darin stand die Bewohnerin, als sei sie erschreckt von einem Sitz aufgefahren und hielt die Augen wie in einer unruhigen Erwartung der Tür zugewandt. Dann sagte sie, mich erkennend, rasch hervorgestoßen: „Sie sind's? Ich glaubte – das ist ja unerwartet." Und sie reichte mir mechanisch die Hand entgegen.

Es war eine vielleicht um eine Schattierung weniger frostige Begrüßung, als die vorherige durch ihren Bruder. Doch ich hatte auf keine wärmere mehr in diesem Hause gehofft und fühlte mich nicht mehr enttäuscht. Dagegen stand ich hochüberrascht vor dem Anblick, den das Gemach mir bot. Im denkbarsten Gegensatz zu der großen mittelalterlichen Stube drüben, war alles darin helllicht im Rokokostil ausgestattet, Wände, Türen, Möbel weiß und golden, blassfarbige Aquarellbilder blickten als Metopen oder richtiger „*surportes*" herab. Das Aussehen des Ganzen sprach nicht von moderner Nachahmung eines Liebhabers, sondern jedes Stück trug die Spuren des Alters und entstammte unverkennbar echt der Zeit, welche diesen Geschmack erschaffen.

Mein Gesicht und auch mein Mund wohl drückte Verwunderung aus; Meinhart nahm es gewahr und äußerte: „Ja, einem Fremden mag es Überraschung verursachen, wir sind von erster Kindheit her täglich an alles gewöhnt. Von fünf Jahrhunderten hat jedes in dem Hause sein Gedächtnis hinterlassen, eine oder mehrere Stuben, welche die jeweiligen Besitzer sich nach dem Brauch ihrer Zeit eingerichtet. In wenigen Minuten können wir zwischen diesen Mauern ein halbes Jahrtausend durchschreiten." Zudritt saßen wir nun in dem wunderlichen Raum, der überall ein eigentümliches Glimmern und Glitzern um sich warf. Er erregte mir ein Gefühl, als befände ich mich auf einem Kirchhof des vorigen Jahrhunderts zwischen weißen Grabmälern mit goldenen Gedächtnisinschriften; klopfendes Blut und lebendiger Atemzug gehörten nicht hierher. Wenigstens die meinigen nicht; das Geschwisterpaar dagegen empfand offenbar nichts von dem unheimlichen Anhauch einer abgestorbenen Welt um uns, als trügen sie kein warmes Lebensblut in den Adern. Und in der Tat, ihre blassen Gesichter mit den überwölkten Stirnen gaben ihnen etwas von zwei Schattenwesen, die nicht dem heutigen Tag angehörten, sondern zwischen dieser toten Umgebung nur die Erinnerung an ein gewesenes Geschlecht forterhielten.

Wir sprachen über gleichgültigste Dinge, ich befürchtete die Frage, was mich in die Stadt hierhergebracht habe, und kam nach einiger Zeit derselben durch die eingeflochtene Erwähnung zuvor, ich sei wider meine Absicht von einer Zufallsverknüpfung vorübergeführt worden und würde noch zur Nacht meinen Weg mit der Post fortsetzen. Doch diese Äußerung übte eine mir völlig unbegreifliche Wirkung aus. Die beiden wandten sich mit gleichzeitiger plötzlicher Kopfbewegung eine Sekunde lang die Augen zu, wichen hastig mit den Blicken wieder auseinander und stießen danach zugleich aus: „Du wirst uns doch so bald nicht wieder verlassen wollen? - Sie sind doch für längeren Besuch zu uns gekommen?" Und wie ich verdutzt antwortlos blieb, fügten sie abermals aus einem Munde die Frage nach, wo ich mein Reisegepäck habe. Auf die Erwiderung, es befinde sich im Gasthof, versetzte Meinhart rasch, er werde dasselbe sogleich herüberholen lassen, da ich selbstverständlich bei ihnen im Hause wohnen müsse, und seine Schwester fiel ein: „Natürlich - so lange es Ihnen möglich ist - unter Wochen lassen wir Sie nicht wieder fort!" Es war, als ob durch eine Zauberkraft mit einem Schlage alles von Grund aus verändert worden sei. Sie hielten beide meine Hand, mir das Versprechen des Bleibens abzunehmen, ich befand mich nicht in kalter Fremde, sondern unter Freunden, deren Gesichter übereinstimmend als zweifellos bekundeten, ich sei ihnen ein hochwillkommener Gast. Von meiner Abreise war nicht mehr die Rede, ich selbst dachte nach wenigen Minuten nicht mehr daran, dass ich solche Absicht gehegt hatte. Wir begaben uns in die große mittelalterliche Stube zurück, verbrachten dort nach der Abendmahlzeit bei einer vortrefflichen Flasche Weines mehrere Stunden in ebenso anziehendem Gespräch, wie in dem Wirtsgehöft am Brocken. Meine Tischgenossen zeigten sich frisch belebt; unwillkürlich ward ich wieder an ein Gleichnis aus der Odyssee erinnert. Wie am stygischen Ufer die stummen Schatten, mit Blut gelabt, Sprache gewannen, so war's, als ob meine Anwesenheit die beiden aus lethargischem Zustand, in dem ich sie angetroffen, aufgeweckt und lebendiges Blut in ihnen zum Kreisen gebracht habe.

Dann geleitete Meinhart mich in das mir bestimmte Gastgemach. „Renaissancezeit", sagte er beim Eintreten; „ein Vorbesitzer aus dem sechzehnten Jahrhundert hat die Einrichtung hergestellt." Das reiche Patriziertum und der neue Kunstsinn der Humanistenperiode sah mich überallher von der Decke, den Wänden, aus dem Hausgerät, der breiten, geschnitzten Bettlade mit heiterer Schönheit an. Ein weißer, von Skulpturen und Zierraten überdeckter Marmorkamin und hohe, dunkle Holzschreine mit gedrehten Säulen, Genienköpfen, Akanthuslaubwerk und Muschelgetäfel nahmen die Wände ein, würdevoll und anmutreich zugleich; alles war aufs sorgfältigste erhalten, als ob der Hersteller dieser Ausstattung gestern zuletzt den Raum verlassen habe. Ein seltsames Haus. Aber noch seltsamer das gegenwärtige Menschenleben darin. Jetzt zuerst, da mein Wirt sich fortbegeben, fand ich ungestört die Möglichkeit, über das Rätselhafte meines ersten, ablehnenden Empfangs und der Beflissenheit, mit der ich nachher von den Geschwistern als Gast festgehalten worden, nachzudenken. Doch mein Kopfzerbrechen konnte keine Erklärung dieses Widerspruches ausfindig machen. Nur dass es der nämliche sei, den ich schon an dem Ort unseres ersten Zusammentreffens sonderbar kennen gelernt. Auch dort hatte ihr gleichgültiges, zurückweisendes Verhalten mich anfänglich mit Unmut erfüllt, und wie heute war dasselbe nachher ins Gegenteil umgeschlagen, so dass ich beiden zweifellos in gleicher Weise erwünscht gewesen. Meine Unterhaltung oder etwa nur meine Anwesenheit in der Gaststube? Mir kam unwillkürlich die Frage, und obwohl mein Selbstgefühl sich dagegen auflehnte, wollte sich eine Empfindung in mir der letzteren Beantwortung zuneigen. Aber daraus erhellte das Unerklärbare sich nicht mehr.

Wie lautlos still lag das Haus, einer Wohnstatt von Toten ähnlich. In der Vorstellung durchmaß ich noch einmal die langen, düsteren, katakombenhaften Gänge zu den Rokokozimmern Waldine Meinharts. Warum wohnte sie in diesen, die völlig abseits, offenbar so weit, als es nur in dem großen Gebäude möglich fiel, von den Aufenthaltsräumen ihres Bruders entfernt lagen? Unverständliches überall; das Nachgrübeln fruchtete nicht, und ich schlief in meinem Renaissancebett ein.

Doch der andere Tag brachte mir eine Lösung des Unverstandenen. Auf meinen Wunsch führte Ewald Meinhart mich überall im Hause umher, und wie er es gestern mitgeteilt, erwies dieses sich als eine vollständig erhaltene Rüst- oder Gedächtniskammer der fernsten Vergangenheit bis zu den Tagen unserer Großväter. Seit einem halben Jahrtausend befand sich jedes Jahrhundert und jegliche Hälfte desselben darin vertreten; der lebende Besitzer hatte stets zu dem ihm Überlieferten eine Raumausstattung nach dem Brauch und Geschmack seiner Zeit hinzugefügt. Die Gedanken wirrten sich mir beim Durchwandern der Stuben, welche ebenso viele Lebensalter darstellten, im Kopf. Es waren lauter Totenkammern, Mausoleen ohne Sarkophage, und zwar e i n e s Geschlechts. Denn ich erfuhr, dass der Erbauer des Hauses schon ein Meinhart gewesen und dass sich dasselbe in stetiger grader Linie bis heute vom Vater auf den Sohn fortvererbt habe. Aus dieser Weiterübertragung stammten auch die alten deutschen Rufnamen Ewald und Waldine; Unzählige hatten sie vorher getragen. Nun war Ewald Meinhart der letzte dieser langen Kette; mit ihm riss sie ab, erlosch sein Geschlecht und sein Name. Als ein Druck, eine Pflichtverletzung lag es auf ihm, doch es war ihm nie in den Sinn gekommen, jene durch eine Verheiratung fortzubewahren.

Ihm aber waren die Räume, die wir zusammen durchschritten, nicht leer und stumm, sondern voll von flutendem, oft geisterhaft unheimlichem Leben. Er hielt in jedem Gemach an und sprach mir mit gedämpfter Stimme, wer nach dem Bericht einer von Anfang her geführten Hauschronik darin seine Tage verbracht habe. Bunte Schicksale, in denen wilde Leidenschaft, Ehrgeiz, Hass, Rachsucht und Liebe gelodert und stumm in Asche zerfallen. Auch das Verbrechen - an dieser Stelle war im sechzehnten Jahrhundert ein Meinhart von seinem Bruder ermordet worden, dort hatte ein anderer aus Eifersucht sein Ehgemahl mit eigener Hand im Bett erdrosselt. In jedem Winkel war der Tod einmal mit den Knochenfingern an einen des Geschlechtes herangeschlichen; schweigsam blickten die Wände, die alten Hausratstücke, die es gesehen, unverändert auf die lautlosen Gedächtnisstätten hin.

Das war's, unter diesem Bann stand mein eigentümlicher Freund aus der Stille des Harzes, wie es schien, von früher Jugend auf. Er sagte es mir nicht mit Worten, aber ich fühlte es aus allem, was ihm über die Lippen kam, heraus. Nach unserm Rundgang saßen wir in seinem Arbeitszimmer zusammen; auch dies stellte einen Raum dar, dessen Ausstattung genau den Charakter bürgerlicher häuslicher Einrichtung eines ehemaligen Zeitabschnittes trug, und zwar des traurigsten aus der Geschichte des deutschen Volkes. Fast leer, nur mit dürftigstem und schmucklosestem Wohnungsgerät versehen, gab das Ganze getreulich eine Stube wieder, wie der dreißigjährige Krieg sie allerorten in den meisten Häusern hinterlassen und das nachfolgende Menschenalter eine armselige Lebensführung darin vollbracht. Unsäglich nüchtern, trüb und traurig blickte alles zwischen öden, grauen Wänden an; man empfand, dass den Bewohnern der Kunsttrieb, jeder geistige Aufschwung verloren gegangen, die Freude am Leben unbekannt geworden war. Ein stummer Aufschrei

über das Elend, die Barbarei, in welche Millionen aus der
heiteren Blüte der Wiederbelebung hellenischer Schönheit
in den anstoßenden Räumen durch den finsteren Geist
der Kirche und ihres Glaubenskrieges hinabgestürzt worden, zitterte noch über den rohen Bretterboden der ver-
wahrlosten Behausung hin. Dies Gemach hatte Ewald
Meinhart sich für seine Lebensbeschäftigung ausgewählt,
nach den erhaltenen Mitteilungen eine vollständige Geschichte seines Geschlechtes und Hauses bis zur Gegenwart zu verfassen Über der Tür stand halb unleserlich-
verwischt ein volkstümlicher Spruch aus dem siebzehnten
Jahrhundert:

> *„Da die Treue ward geborn,*
> *Floh sie in ein Jäger-Horn,*
> *Der Jäger bließ sie in den Wind,*
> *Daher man sie jetzt selten findt."*

Ein kurzes, doch beredtes Begleitwort der jammer-
vollen Versunkenheit jener Tage und Jahrzehnte.
Jetzt verstand ich das seltsame, widerspruchsreiche
Wesen Meinharts und seiner Schwester. Als ein Albdruck,
ein Dämon lastete dies Haus mit seinen fortwährenden,
den freien Atemzug erstickenden Erinnerungen auf ihnen.
Sie führten ein zwischen Schattengestalten hindämmern-
des, fremdes Leben, kein eignes, betrachteten und fühlten
sich nur als die Verwalter und Weiterbewahrer einer mündlichen Überlieferung, nicht als selbständige, sich selbst
angehörige Menschen ihrer Gegenwart. Hin und wieder
einmal suchte er sich dazu aufzuringen, zu einem freien,
unabhängigen Betrachten des Lebens, der Menschheit,
seines eignen Daseins; daraus entflossen dann jene eigen-
artigen Anschauungen und Gedankenoffenbarungen, die
mich bei unserm Bekanntwerden überrascht und fesselnd

zu ihm hingezogen hatten. Die Natur draußen mochte ihm zu solcher flüchtigen Befreiung günstige Beihülfe geliehen haben; aber wenn er in dies Haus heimkam, legte sich schon vor dem Eintritt mit der alten Wucht und dem alten Trübsinn der ihm über der Tür entgegennickende, halbtausendjährige Spruch des Erbauers und Urahnen auf ihn: *„Dir ich gibes ze henden - daz soltu niht schenden."* Und übermächtig in den geheimnisvoll zwingenden Bann zurückgezogen, fühlte er sich wieder einzig als ein durch das Voraufgegangene gewordenes und bedingtes Geschöpf, von seiner Geburt in Ketten gelegt, angeschmiedet an das Gewesene, die gespenstischen Schatten des Hauses. Unsichtbar enthielt jeder Raum ein Stück eines Totentanzes, in welchem der Knochenmann an einen seiner Vorfahren, doch unter dem Bilde desselben zu ihm selbst hinantrat und ihm den Lebensatem in der Brust zerdrückte.

Das war die merkwürdige Erkenntnis, welche mir aus einer langen Wechselrede mit ihm in dem öden Zimmer aufging. Darum wich er anfänglich vor dem Hinzukommen eines Fremden, oder auch eines Befreundeten, scheu zurück und griff dann doch plötzlich nach der Anwesenheit desselben, hielt ihn fest, um an ihm einen Beistand gegen sich selbst, den auf ihm lastenden Druck zu finden. Und ebenso seine Schwester, welche in der Einsamkeit und zwischen den Gesichtern dieser Schattenwelt neben ihm zu gleicher Abwendung von aller Freudigkeit, allem natürlichen Verlangen der Jugend aufgewachsen war. Ihre schwächere weibliche Konstitution widerstand auch physisch der Gruftatmosphäre des Hauses nicht, die an ihrer leiblichen Kraft, wie an ihrem Gemüt zehrte; es fiel kaum anders möglich,als dass sie in den halb körperlichen, halb geistigen Misszustand geraten musste, den der Arzt

als Blutarmut bezeichnet hatte. Meine Vorstellung gestaltete sich ein Bild, wie die Geschwister ohne jeden ge-
selligen Verkehr, ohne einen von außen hereinkommen-
den Anhauch frischen Lebensatems Tag um Tag und Jahr
um Jahr allein miteinander verbrachten, die langen Abende
des Winters, immer nur zwischen Abgestorbenen umher-
wandelnd, stehend und sitzend. Mutmaßlich las er ihr den
Abschnitt seiner Geschichte der Meinharts vor, welchen
seine Nachforschungen ihm neu niederzuschreiben ver-
stattet; dann redeten sie darüber oder saßen, stummen
Gedanken nachhängend, während der Wind, gleich nächtlich aufwachenden Stimmen der Vorzeit, wimmernd und
stöhnend durch die dunklen Gänge lief. Eine Lebensführung war's, welche auf die Dauer mit Notwendigkeit
Menschenscheu, die Wolken auf der Stirn, das Anzeichen
des inneren Trübsinns erzeugte; das einzige Heilmittel
dagegen beruhte auf einem dauerndem Verlassen des
verhängnisvollen Gebäudes. Aber hier drehte sich der Ring
im Kreis; sie zu solchem Bruch mit sich selbst zu bewegen,
war vermutlich eine Unmöglichkeit.

Doch ich versuchte, als wir am Mittagstisch beisammen saßen, darauf hinzuweisen, brachte das
Gespräch auf Meinharts Besorgnis für die Gesundheit
seiner Schwester und sprach auch Bedenken hinsichtlich
der seinigen aus, wenn er seine Lebensweise in der nämlichen Art fortsetze. Beide zeigten sich, jeder für den andern, über meinen ernsthaften Vorhalt sichtlich betroffen,
darum nutzte ich den gebotenen Anlass zu einer Andeu-
tung, ihr ausschließliches tägliches Miteinandersein übe
wechselseitig eine schädlich herabstimmende Wirkung auf
sie aus. Ein häufigeres Zusammenkommen mit anderen,
besonders mit fröhlicher Jugend, werde dem alten Hause

zu einem heitern Gefühl der lebendigen Gegenwart verhelfen, und da sie - ich glitt leicht darüber hin - beide ja
doch einmal durch Verheiratung eine Abänderung der bisherigen häuslichen Gemeinsamkeit herbeiführen würden,
so sei es weise und zu ihrem Besten gehandelt, diesen
Zeitpunkt nicht durch Abkehr von der Außenwelt und
gleichaltrigen Mitlebenden ins Ungewisse, dem Zufall Überlieferte hinauszuschieben.

Aber ich veranlasste dadurch einen für mich höchst
peinlichen Auftritt. Die Geschwister wendeten sich einen
hastigen, sonderbar ausforschenden Blick zu, und ich empfand, dass bei jedem von ihnen gleicherweise ein Verdacht
aufstieg, meine Ratschläge seien mir durch eine Wunsch-
äußerung des andern eingegeben worden. Meinhart sagte
zuerst: „Wenn Du es Deinem Wohlempfinden für schädlich
hältst, hier im Hause zu bleiben - " und Waldine entgegnete
oder sprach vielmehr gleichzeitig: „Du scheinst mit der
Absicht einer Trennung zwischen uns umzugehen."

„Falls Du Dich zu verheiraten gedenkst, so geht sie
nicht von mir aus."

„Du legst mir unter, däucht mich, was Du im Sinn
hast."

„Ich drückte nur aus, dass ich kein Hindernis für
Deinen Wunsch bin."

„Ich gewiss nicht für den Deinigen."

Die schnellen Wechselworte waren nicht äußerlich
heftig, doch fühlbar aus tiefer innerer Erregung hervorge-
bracht; vollständig unfassbar indes blieb es mir, wie meine
Äußerungen einen derartigen Argwohn in ihnen wachrufen
und diese Folge desselben verursachen gekonnt. Unverkennbar entsprang sie dem Vorhandensein von etwas
Unsichtbarem und Unausgesprochenem zwischen den bei-

den, das mir schon früher ab und zu einmal leise die Empfindung berührt hatte. Nun war es zu starkem Ausdruck gelangt; sie lebten nicht in der anscheinenden harmonischen Geschwister-Vertraulichkeit miteinander, oder wohl richtiger, diese besaß an einer Stelle eine Gefährdung, die beiden bekannt war, an der zu rühren sie gleichmäßig mit scheu-sorgsamer Vorsicht vermieden. Auch die weite häusliche Trennung ihrer Wohnräume mochte darin eine Begründung finden, war wohl absichtlich von ihnen hergestellt, um den Tag hindurch ein häufiges Begegnen mit der Gefahr eines Zusammenstoßes der sie beherrschenden Gegensätze möglichst zu verhüten. Nicht bedeutungslos hatte Meinhart beim Abschied zu mir gesagt:

„In jeder Brust sind tausend Gegensätze,
Die dennoch sie in sich vereint - "

und so befanden solche sich auch trotz der sonstigen Einmütigkeit und herzlichen Zuneigung zwischen ihnen verschwiegen und verhalten hüben und drüben in der Brust der beiden.

Es gelang, sie mit scherzender Wendung über das am Tisch peinlich von mir Hervorgerufene zu einer ruhigen Gesprächsfortsetzung wegzubringen, aber mir war klar geworden, dass ich mich einer Täuschung hingegeben. Das Wesen und Geheimnisvolle des alten Hauses hatte sich mir aufgehellt, doch das Rätselhafte an den gegenwärtigen Bewohnern desselben ward jedenfalls nicht allein von ihm veranlasst, sondern verschloss mir im wesentlichen seine Lösung noch ebenso wie vorher.

Zwei Tage darauf saßen wir am späten Abend redend miteinander am Tisch. Ich war geblieben und dachte keiner Abreise; Waldine Meinhart hielt mich täglich mehr in einem Zauberbann, dem ich mich nicht zu entreißen vermochte. Von Stunde zu Stunde fast schwankte meine Empfindung hin und her; manchmal erschien ihr Verhalten nur als ein artig-liebenswürdiges gegen den Gast ihres Bruders, dann weckte und erhöhte es durch einen Blick und ein Wort Hoffnungen lieblichster Zukunftsgedanken in mir. Ihrer unbedingten Zustimmung zu meinem längeren Verbleiben im Hause, ihrer Freundschaft war ich gewiss; ob ich meine Erwartung auf mehr richten durfte - ich wusste es mir nicht zu sagen, aber heimlich glaubte ich's.

Sie war mit einer Näharbeit beschäftigt, bei der ihr einmal der Fingerhut nach der Seite ihres Bruders zu Boden fiel. Um ihn aufzuheben, bückte sie sich und er sich gleicherweise; auch ich tat's, da ich das Forthüpfen des gefallenen kleinen Gegenstandes vernommen hatte und glaubte, er sei zu meinem Sitz herübergesprungen. So suchte mein Blick unter dem Tisch und gewahrte dabei, dass drüben die niedergestreckte Hand Meinharts mit plötzlicher Bewegung diejenige seiner Schwester erfasste und sie fest umschlossen hielt. Vielleicht zwei oder drei Sekunden lang, in denen ihre Hand unbewegt verharrte; dann zog sie dieselbe mit einem jäh-heftigen Ruck fort, ihr Kopf hob sich wieder über den Tisch, doch gleichzeitig stand sie auch vom Sitz auf. Ihr blasses Gesicht hatte sich auf beiden Wangen mit einer dunklen Röte übergossen, sie wendete sich rasch ab und ging, wie um draußen etwas zu besorgen, zur Tür hinaus. Dass ich mich ebenfalls gebückt und den kurzen Vorgang wahrgenommen, hatte niemand von ihnen bemerken können. Meinhart blieb, nachdem seine Schwester die Stube schon verlassen, noch ein paar Augenblicke in suchender Stellung, richtete sich danach empor und legte mit der Äußerung: „Da ist er," den Fingerhut auf den Tisch. Er schien den Fortgang Waldines nicht zu beachten oder war wenigstens nicht überrascht davon, sondern sprach über den grade von uns beredeten Gegenstand weiter. Nur wichen seine Augen den meinigen aus, auch sein Gesicht zeigte eine stärkere rote Färbung als sonst, er musste eine Befangenheit der Stimme bekämpfen, und sein Blick drehte sich ab und zu kurz und ungewiss nach der Tür.

Es dauerte ziemlich lange, ehe Waldine zurückkehrte. Ihr Antlitz bot jetzt wieder die gewöhnliche Farbe; sie sagte, dass sie für ihre Arbeit einer besonderen Nadel bedurft habe, und setzte sich; doch nicht wie zuvor neben ihren Bruder, sondern „weil das Licht heller hierher falle", an meine Seite. Mit einer ungewohnten Lebhaftigkeit beteiligte sie sich an der Unterhaltung, verhütete, wo diese zum Stocken zu geraten drohte, das Entstehen von Pausen. Ihre Worte wandten sich indes stets nur an mich, und vorgeneigt sitzend, hob sie niemals den Blick über den Tisch hinüber. Dicht vor mir sah ich ihre wunderbar schöne Hand, und es mochte Einbildung sein, aber mir war's, als verrate dieselbe, manchmal wie von einem leisen wellenartigen Stoß durchlaufen, eine tiefe innere Unruhe. In dem feinen, bläulichen Venengeflecht der durchsichtigen Haut konnte zwar kein Pulsschlag wahrnehmbar sein, doch sie schienen sich trotzdem zu regen, wie wenn ein hurtig beschleunigter Gang des Arterienblutes darunter ihnen etwas von seiner Bewegung mitteile.

Bevor die bräuchliche Aufbruchsstunde gekommen, legte Waldine ihr Nähzeug zusammen und verabschiedete sich. Sie reichte mir dabei ihre sich ausnehmend warm, beinahe fieberhaft anfühlende Hand, tat ihrem Bruder gegenüber jedoch nicht das Gleiche, sondern sagte nur, ohne ihn anzusehen: „Gute Nacht", und verließ das Zimmer. Ich hörte sie draußen eilig durch den Gang davonschreiten, als trachte sie, so schnell wie möglich zu ihrer Stube auf der anderen Hausseite hinüber zu gelangen, und fürchte, durch einen Ruf oder sonst etwas noch zurückgehalten werden zu können.

*   *
*

Was war das? Ich saß vor'm Schlafengehen allein auf meiner Stube und dachte nach. Vor mir stand das Bild, das der Zufall mir einen Augenblick unter dem Tisch hindurch gezeigt. Warum rührte mich denn etwas so Besonderes daraus an? Es lag doch gewiss nichts Absonderliches darin, dass ein Bruder beim gleichzeitigen Niederbücken nach der Hand seiner Schwester griff, sie festhielt - aus Spaß, aus Mutwillen, damit sie das Gesuchte nicht finden solle.

Aber das traf nicht zu, es war kein scherzhaftes Haschen gewesen. Er hatte,wie von einer Übermacht gegen sein eigenes Widerstreben fortgerissen, gehandelt, und ebenso hatte - etwa zwei Herzschläge lang - ihre Hand, wie willensunfähig gelähmt, unter einem krampfhaften Druck der seinigen verharrt. Dann war ihr die Besinnung, der Wille, die Kraft gekommen, sich heftig loszureißen -

Warum? Und warum die Glut in ihrem Gesicht, ihr jähes Aufstehen und Fortgehen? Nachher ihr Vermeiden seiner Nähe, ihr Nachtabschied von ihm ohne Hand und Blick?

Und ebenso die Scheu seiner Augen mir gegenüber, das Befangene seines Sprechens, das Hinwenden des

Blicks nach der Tür in unruhiger Spannung, ob sie zurück-
kommen werde.

Es war unnatürlich und widersinnig, aber ließ keinen Zweifel: Beide erschraken darüber, dass ungesehen
der Bruder die Hand seiner Schwester gefasst hielt - beide
wurden nach einem Augenblick der Willensunfähigkeit von
dem Gefühl durchzuckt, es dürfe nicht geschehen, die
Hände täten etwas Ungehöriges, sich so ineinander zu
schließen - etwas Verbotenes.

Warum verboten?
Plötzlich schoss es wie ein Blitz vor mir herunter,
mich unvorbereitet fast betäubend. Nicht Unnatur des Verhältnisses zwischen Geschwistern - sondern verboten -
eben w e i l sie Bruder und Schwester waren?

Der Blitz ist in Wirklichkeit nur ein kleiner Funke,
aber mit seinem Aufglühen erhellt er im Nu überallhin das
ganze nächtliche Dunkel bis in jeden Winkel hinein. Und so
lag mit einem Schlage alles lichtübergossen vor mir.

Deshalb das unlösliche Zusammenleben der beiden,
und doch die weite räumliche Trennung im Hause - das
innige Verhältnis, und doch der Mangel an Vertraulichkeit -
die ängstliche Besorgnis jedes für den anderen, und doch
die Scheu voreinander. Sie liebten sich - aber nicht als
Geschwister, sondern mehr - zu sehr. Unausgesprochen,
doch beide wussten es, fürchteten sich davor, wechselseitig und vor sich selbst; sie zogen sich unwiderstehlich an
und stießen sich mit schreckensvoller Erkenntnis dessen,
was heimlich in ihrem Herzen klopfte, zurück. Und auch
ich selbst stand mir in deutlichstem Licht da. Mein Hinzukommen, das eines Dritten überhaupt, erregte zuerst, als
ein fremd-störendes, ihr Widerstreben. Aber dann ließen
sie mich nicht wieder, klammerten sich beide an mich, als

an einen Beschützer, fest, um durch meine Anwesenheit dem Alleinbeisammensein zu entrinnen, zu verhüten, dass ihre Widerstandskraft plötzlich einmal einer lähmenden Willenlosigkeit erliege. Das war die Lösung des eigentlichen Geheimnisrätsels des alten gotischen Hauses. Sie flüchteten sich vor der Gegenwart zur Vergangenheit, vor dem eigenen Leben zu den Toten. Doch umsonst; die zwischen ihnen entstandene verbotene Liebe war angewachsen, stieg immer höher. Sich zu trennen, besaßen sie nicht die Kraft, nur noch die Stärke, sich vor einem Überwältigwerden durch ihr Verlangen zu wehren. Doch, wie der heutige Vorgang mir klar kund getan, dem Impuls eines Augenblicks, eines unbewachten Herzschlages gegenüber trugen sie auch diese Stärke kaum mehr in sich.

*   *
*

Das vollzog einen jähen, unheilbaren Durchschnitt der geheimen Hoffnungen, die ich töricht selbst gehegt, aber dennoch lag etwas Providenzielles darin, dass mich Sturm und Unwetter in das stille Gehöft am Brockenhang verschlagen hatte. Mochte das Verbot solcher Liebe auch nur von einer - vielleicht sinnlosen, nicht in der Natur begründeten - Menschensatzung ausgehen, diese bestand einmal unzerbrechlich mit eherner Weigerung, und der hochdrohenden Gefahr, in der die beiden schwebten, musste um jeden Preis begegnet werden. Unverzüglich, denn sie glichen zwei schönen, um eine brennende Lichtflamme flatternden Nachtfaltern; vom Taumel gefasst, konnten sie plötzlich in den lockenden, tödlichen Glanz hineinstürzen. Es gab nur eine Rettungsmöglichkeit für sie; ihre schnelle Trennung war unerlässlich.

Ich dachte schlaflos die Nacht darüber nach, wie eine solche am besten zu bewerkstelligen sein könne. Vor einem direkten Eingreifen von meiner Seite zagte ich zurück, und es erschien mir überdies aussichtslos; so kam ich zu dem Entscheid, die Beihülfe des Hausarztes in Anspruch zu nehmen. Er musste mit einem Machtwort für die Gesundheit Waldines einen dauernden Aufenthalt im Süden oder in weiter Entfernung auf dem Lande als unumgänglich erklären und Beratungen zwischen uns ergeben, wie es zu verhindern sei, dass ihr Bruder sie begleite. Ich setzte mir vor, als Kollege im Vertrauen völlig offen mit ihm zu sprechen - die zwingende Notwendigkeit einer entscheidenden Maßregel erheischte es - und ich begab mich früh am Vormittag schon in seine unfern belegene Wohnung.

Ein alter Herr mit weißem Haar und klugen Augen in einer jovialen Gesichtsmiene empfing mich. Nachdem ich mich ihm vorgestellt, ging ich sofort auf den Zweck meines Besuches über, tat meines befreundeten Verhältnisses zu Meinhart Erwähnung, der Besorgnis, welche das Befinden seiner Schwester mir einflöße, und dass ich für sie ein dauerndes Verlassen des Hauses als unvermeidlich geboten ansähe. Der Doktor fiel mir ins Wort:

„Ja, es ist ein alter verrückter Kasten, der die beiden vortrefflichen Leute nach und nach mit halbverrückt macht, dass sie wie ein paar in einen eng-miserablen Käfig eingesperrte Vögel darin hocken und alles Singen verlernen. Aber mich hat's grade Zungenarbeit genug gekostet, sie diesen Sommer nur für ein paar Wochen hinauszubringen, so dass ich vor der Einheimsung von weiteren Rednerlorbeern die Mundsegel streiche und meine ärztliche Weisheit im Sack behalte. *Volenti non fit injuria* [Dem Einwilligenden geschieht kein Unrecht], sagen die Rechts-

verdreher. Wirklich krank ist Fräulein Meinhart außerdem zum Trost auch nicht."
Mir ging unwillkürlich ihr Name wie mit einem schmerzlichen Schnitt durch. Was hätte ich darum gegeben, wenn sie einen anderen besessen! Ich entgegnete: „Doch - verzeihen Sie - ich halte sie für sehr krank und dass sie unter jeder Bedingung fort muss."
Mein Mund stand im Begriff, die wirkliche Begründung dafür nachzufügen, indes der Doktor kam mir abermals mit der einfallenden, von einem heiter lächelnden Zug um die Lippen begleiteten Erwiderung zuvor:
„Man tut bei widerspenstigen Patienten gut, mein junger Herr Kollege, ihnen kein Medikament aufzunötigen, das sie einmal nicht mögen, sondern, wenn denn etwas eingegeben werden soll, nach einem anderen zu suchen, das ihnen vielleicht eher beizubringen ist und dieselben Dienste leistet. Ich glaube, in diesem Fall täte es sogar noch radikalere, nur kann der Doktor mit seiner Rezeptierkunst dabei nichts anfangen. Aber wenn Sie einen Einfluss auf Ihre Freunde haben und den beiden lebendigen Leibes halb abgestorbenen Leuten gesunde Luft in die Lungen einblasen wollen, so fangen Sie lieber eine andere Kurmethode mit ihnen an und suchen vermittelst femininer Doktorkunst zu Wege zu bringen, dass sie sich verheiraten, am besten miteinander. *Duplex negatio affirmat* [Doppelte Verneinung bestätigt], und so produziert vielleicht doppelte Torheit eine vernünftige Lebensführung."
Ich sah den Sprecher starr an und brachte kaum die Wiederholung hervor:
„Sich verheiraten - miteinander - ?"
„Ja, halten Sie d i e Therapie nicht für solche Zustände besonders angebracht, lieber Kollege?"

Mir standen vermutlich Zweifel an der Richtigkeit seines Verstandes im Gesicht; er lachte jetzt: „Ja so, Sie meinen Bruder und Schwester - nun, einen wissenschaftlichen Einwand wüsst' ich auch grade nicht dagegen - aber in diesem Fall, denke ich, würden auch die Rechtsgelehrtheit und die allerhöchsten Gesetzparagraphen nichts dabei zu monieren haben, da es sich doch nicht um Fleisch und Blut, sondern nur um Namen und Worte handelt."

Ich war noch wie unfähig, zu denken, versetzte halb stotternd: „Sind die beiden denn nicht - nicht Geschwister?"

„Ja, wenn Sie so wollen, aber wenn Sie nicht wollen, auch ebenso nicht, oder richtiger das „Sie" mit einem kleinen „s" geschrieben. Sie sind allerdings Kinder, die zu einer Familie gehören, nur ist er - wie ich vor langen Jahren zufällig erfahren - der Sohn seines Vaters aus erster Ehe und sie die Tochter ihrer Mutter aus ebensolcher. Ich denke, Sie lassen der richtigen Beschaffenheit meines Gehirns noch ein klein wenig Anerkennung widerfahren."

„Wissen beide denn das nicht?" fragte ich verwirrt.

Er zuckte die Schultern: „Das geht über meine Weisheit; es kann sein, es kann auch nicht sein, sagen die klugen Schwaben. Der alte Meinhart war ein verrückter Gesell - das scheint die Rasse übrigens von jeher nach besten Kräften gewesen zu sein - und es ist wohl möglich, dass er aus einer Schrulle die beiden in Unkenntnis gelassen oder ihnen auch vorgeschwindelt hat, sie seien wirkliche Geschwister, wofür in der Stadt sie auch jedermann betrachtet. Jedenfalls haben sie selbst sich nie anders angesehen, und eine Gewöhnung von frühesten Kindesbeinen auf rottet sich - *ut exempla plurima docent* [Vorbilder lehren die Menge] - aus Menschenköpfen nicht wieder aus, sondern wird zum Glaubensartikel. Es ist ja auch ganz gleichgültig, denn Bruder und Schwester vom selben Elternpaar können im übrigen nicht einträchtiger wie Inseparables miteinander leben, als sie es tun. Nur falls Sie die von mir zum Spaß in Vorschlag gebrachte Therapie probieren und sich einen Kuppelpelz verdienen wollen, Herr Kollege, wäre die Sache von einiger Relevanz."

*   *   *

Durch den sonnigen Vormittag ging ich nach dem Marktplatz zurück, in eigentümlichem Zustande, wie ich mich eines solchen kaum aus meinem Vorleben oder höchstens einmal aus meinen Knabenjahren entsann, als ich - es klingt nur wie ein komischer Vergleich und traf doch am vollsten zu - in der Befürchtung einer harten Strafe mich im Hause eines strengen Lehrers eingestellt hatte und von ihm mit einem Nasenstüber fortgeschickt worden war. Ich trug ein körperliches Gefühl in mir, wie wenn ich von schwerer Krankheit genesen und so leicht geworden sei, dass mein Fuß eigentlich nicht gehe, sondern über dem Boden hinschwebe, und noch niemals, wollt' es mich bedünken, hatten meine Sinne eine solche Schönheit des Himmels und der Erde in sich eingetrunken. Der Pfeil des kleinen Bogenschützen musste mir doch wohl noch nicht allzu tief im eigenen Herzmuskel stecken oder wenigstens nicht mit Widerhaken ausgerüstet sein, dass es mir gelungen, ihn so völlig herauszuziehen und mit so köstlich befreiter Brust auf dem Rückweg von der Wohnung des jovialen, weißköpfigen Doktors zu atmen.

Auf dem Markte hielt ich unwillkürlich ein Weilchen betrachtend vor dem alten gotischen Hause an. Still wie immer lag es da, wendete mir um diese Tageszeit die Schattenseite zu. Aber vor meinen Augen badete es sich voller und heller denn je in der Sonne, die in Wirklichkeit ihren Lichtglanz nur von Südosten her auf ein schmales Stückchen des Giebels warf. Dorthinein hatten sich gegenwärtig die beiden Tauben gezogen, kauerten in dem goldenen Strahlengewoge um sie her dicht nebeneinander und drehten sich nur dann und wann flüchtig die Köpfe zu, um diese sofort wieder abzukehren. Sie stellten ein kurioses Sinnbild des Lebens unter ihrem Dachsitz dar; mir kam's, dass ich dies schon einmal undeutlich in einem Halbtraum empfunden, ohne zu einer Auffassung, was denn an Ähnlichem zwischen beiden vorhanden sei, zu gelangen. Freilich, wenn die Tauben etwa gleichfalls Schwester und Bruder waren, oder sich als solche ansahen, so bekümmerte sie das nicht im geringsten.

Mir fiel's nicht leicht, den wissenschaftlichen Kenntnisfortschritt, welchen ich mir durch die Konsultation mit dem Kollegen erworben, zu verbergen. Doch ich wollte mich der Richtigkeit meiner Diagnose zuvor noch durch weitere Beobachtung erst aufs sicherste vergewissern und richtete mich zu dem Zweck auf ein völlig unbefangenes Verhalten meiner Miene ein. Heimlich allerdings musste ich lächeln, wie die von mir unausgesetzt mit Auge und Ohr angestellte Auskultation [Behorchung] der Herzen des seltsamen Paares das doppelte Krankheitsbild desselben glänzend und zweifellos vervollständigte. Jetzt, da meine gespannte Aufmerksamkeit daran hing, drängte ein Symptom das andere; sie hielten sich sorglich fern voneinander, sobald ich nicht mit anwesend war; doch meine Gegenwart beruhigte sie, ließ sie dem unwiderstehlichen inneren Drange nachgeben, so viel, als ich ihnen die gefahrlose Möglichkeit bot, beisammen zu sein, sich zu sehen und zu hören. Dann sprach ein unbeachtet geglaubter Blick, ein hastiges Zurückfahren bei zufälliger Berührung ihrer Hände die verschwiegenen, qualvoll-schönen Vorgänge in ihren Herzen aus. Sie waren in der Tat gleicher Weise zwei um die Flamme kreisende Falter; wer von ihnen, wenn ich nicht neben ihnen gesessen, zuerst mit versengten Flügeln hineingestürzt sein und den andern sich nachgezogen haben würde, ließ sich nicht voraussagen. Denn so behutsam sie sich in diesem Augenblick mieden, so widerstandslos machte sie jener: es schien, als ob die aufgewandte Kraft des einen Willensschwäche in dem andern erzeuge. Wenn Ewald sich längere Zeit gewaltsam beherrschte, vermochte sich die Hand Waldines nicht zu bezwingen, einmal wie zufällig leicht an der seinigen vorüber zu streifen. Dann saßen sie erschrocken, roten Gesichts, redeten hastig und doch mit stockenden Lippen etwas hervor. Wie schön waren die beiden, von Liebe beseligten und von Angst, sie zu verraten, gemarterten Menschen! Ein Paar, das nicht vollendeter für sich geschaffen und gedacht sein konnte. Am Abend des Tages äußerte ich, dass ich jetzt lange genug ihr Gast gewesen sei und morgen darauf denken müsse, sie wieder von mir zu erlösen. Gleichzeitig erblassten beide fast schneeweiß, und danach schoss ihnen Glut in die Wangen. Und nach meinen Händen greifend, sie fest haltend, stotterten ebenso beide aus einem Munde: Nein - ich dürfe nicht fort - sie seien schon so an mich gewöhnt. Auch die Diagnose hinsichtlich der Bedeutung, des eigentümlichen Wertes meiner Anwesenheit für sie, war unzweifelhaft richtig.

＊　　　　　　　　　　　＊

＊

Als wir am nächsten Tage nach der Mittagsmahlzeit noch am Tische beisammen saßen, brachte ich das Gespräch auf den Vater Ewalds und erkundigte mich nach seinem Leben und Wesen. Waldine konnte sich seiner indes kaum erinnern, und auch ihr Bruder wusste aus eigenem Gedächtnis nicht viel von ihm. Nachlässig warf ich die Frage ein: „Heißt Deine Schwester denn auch mit ihrem Familiennamen Meinhart?"

Er sah mich als auf etwas Unverständliches hin an und erwiderte: „Natürlich - wie kannst Du - welchen Namen sollte sie sonst führen?"

„Ja, natürlich," fiel ich ein, „ich hatte mich verdacht. Mir geriet ins Gedächtnis, dass Du mir früher mitgeteilt, Dein Vater sei nach dem Tode Deiner Mutter nochmals verheiratet gewesen und dass Ihr Stiefgeschwister wäret. Das brachte mich zu einer irrtümlichen Verwechslung, als ob sie einen anderen Geschlechtsnamen tragen müsse."

„Nein", entgegnete er, „einen anderen würde sie doch nicht besessen haben."

„In wiefern?"

„Meine Stiefmutter führte schon den gleichen, weil sie vorher die Schwägerin meines Vaters, die Frau seines früher verstorbenen jüngeren Bruders gewesen war."

Er sprach es achtlos, den Blick auf die schöne Hand Waldines hinüber gerichtet haltend; mir hatte sich plötzlich etwas noch Unerklärtes, über das ich den Hausarzt nicht weiter ausfragen gemocht, aufgehellt, und ich versetzte:

„So, deshalb; ich dachte Dein Vater hätte sie vielleicht adoptiert."

„Wieso?"

Er äußerte es mechanisch, sein Denken befand sich nicht bei unserm Gespräch. Ich fügte nach:

„Entschuldige meine Gedankenlosigkeit, ich verwechselte wieder und sah Deine Schwester für eine Stieftochter Deines Vaters an."

„Ja, ich sagte Dir schon, sie sei meine Stiefschwester. Ich war noch zu klein, um mich im allgemeinen der Zeit deutlich zu erinnern, nur dass mein Vater mir mitteilte, ich hätte eine Schwester bekommen, und dass ich mich sehr darüber freute, als ich sie zuerst auf dem Arm meiner neuen Mutter sitzen sah."

„Sie saß auf dem Arm?"

„Dessen entsinne ich mich recht gut, sehe es noch, wie sie die winzige Hand nach mir herunterstreckte und mich anlachte."

„Da musst Du sie also zuerst gesehen haben, als sie etwa vier oder fünf Monate alt gewesen."

„Warum?"

„Weil sie früher nicht auf dem Arm gesessen hätte, sondern in der Wiege oder im Kissen gelegen haben müsste."

Ich bog mich gegen Waldine vor und setzte hinzu: „Verzeihen Sie, dass ich so mit Ihnen herumhantiere, als ginge es Sie selbst gar nichts an."

Sie schüttelte gleichgültig den Kopf. „Das tut's ja auch nicht, denn ich selbst weiß natürlich nichts von damals."

Noch bei dem Unterhaltungsgegenstand verbleibend, fragte ich: „Kannst Du Dich zufällig erinnern, in welcher Jahreszeit es gewesen, als Du Deine Schwester so zuerst auf dem Arm Deiner neuen Mutter gesehen hast?"

Meinhart blickte aus seinen Gedanken auf. „Weshalb meinst Du? Es muss im Juni gewesen sein, denn ich hatte einen Syringenzweig abgebrochen, um ihn ihr mitzu-

bringen; danach streckte sie die Hand nieder."
„Wann ist denn Ihr Geburtstag, Fräulein Waldine?"
„Zu Anfang des April."
„Das kann nicht sein - entschuldigen Sie - aber es
flog dem Mediziner heraus. Ich meinte, dabei muss irgend
ein Irrtum unterlaufen, denn dann könnten Sie noch nicht
um die Syringenzeit aufrecht gesessen haben. Wenigstens
wäre eine Beglaubigung dafür sehr interessant. Im Gedächtnis verschieben die Dinge sich eben außerordentlich
leicht etwas."

Ich hatte mit einem gewissen Eifer der Ungläubig-
keit gesprochen; Meinhart erwiderte: „Mein Gedächtnis
kann nicht wohl trügen, da mir das Bild deutlich vor Augen
steht, wie die Kleine nachher den blauen Blütenzweig in
ihren Fingern hielt." Und Waldine schloss daran: „Mein
Geburtstag, denke ich, wird ebensowenig ein Irrtum sein."

„Und trotzdem zweifle ich daran, wenn ich's nicht
schwarz auf weiß, verbrieft und besiegelt vor mir sehe,"
stieß ich aus. „Die Skepsis ist einmal mit dem Gehirn des
Naturwissenschaftlers verschwistert - denn Sie hätten ein
Wunderkind sein müssen."

Scheinbar dachte ich einen Augenblick nach, ehe
ich wiederholte: „Schwarz auf weiß - das eine Datum muss
ja Ihr Geburts- oder Taufschein unanfechtbar angeben,
Fräulein Waldine. Wenn der mit Schrift und Kirchensiegel
bestätigte - "

„Ich weiß nicht, ob ein solcher vorhanden ist,"
äußerte sie interesselos. Meinhart fiel, zu mir gewendet,
ein: „Du erhitzt Dich ja förmlich für Deine kuriose Zweifel-
sucht. Ein Taufschein Waldines muss da sein, da er wohl zu
ihrer Konfirmation nötig gewesen; ich glaube, unser dama-
liger Vormund suchte ihn aus einer alten Mappe mit aller-

hand gleichgültigen, neueren Papieren heraus, die mich
nie interessiert haben, und wird ihn wohl wieder hinein-
gelegt haben. Sie müssen drüben in einem Schrank liegen;
wenn Deine Wissenschaft sich nicht eher zufrieden gibt,
will ich nachsehen, ob ich ihn finde." Er verließ die Stube, doch, wie mir schien, aus
anderem Grund. Unser ihn völlig gleichgültig lassendes
Gespräch lenkte sein Denken und heimliches Herzklopfen
nicht von der dicht neben ihm ruhenden Hand Waldines
ab, auf der sein Blick zu lange gehaftet hatte, und er fühlte
die Gefahr herandrohen, seine Willensbeherrschung zu verlieren. Auch sie konnte sich nicht bezwingen, sondern
wandte den Kopf einmal flüchtig nach der Tür, ehe diese
sich hinter ihm schloss. Dann erwiderte sie zerstreut auf
meine Äußerungen; ihr Ohr fasste dieselben kaum auf, sie
dachte nur an seine Rückkunft.

Er blieb so lange fort, als suche er in seinem Zimmer, doch ich zweifelte gleich daran, sah ihn vielmehr, wie
vor mir, drüben auf einen Stuhl hingesunken und mit den
trüben Augen unter der bewölkten Stirn hülflos auf den
Boden niederblicken. Dann besann er sich auf meine
Gegenwart, dass diese ihm ermöglichte, neben ihr zu
sitzen und zu sein, und sein zurückkehrender Schritt klang
plötzlich schnell draußen über den Gang. Er kam mit der
alten verstäubten Mappe, von der er gesprochen, aber, wie
ich vorausgesehen, er hatte sie nicht geöffnet und darin
nachgesucht.

Nun taten wir dies gemeinschaftlich; sie enthielt
einen Stoß vereinzelter oder ineinander geschachtelter Pa-
piere, zumeist amtlicher Bescheinigungen aller Art von
dem Anfang des letzten Jahrhunderts her, ohne irgend welche sachliche und chronologische Ordnung; die Beschäfti-

gung Meinharts mit der fernen Vergangenheit seines
Geschlechtes und Hauses hatte sich um diese Schrift-
stücke aus erst kurz noch zurückliegender Zeit nie bekümmert. Der großen Mehrzahl nach boten sie augenscheinlich auch nichts Wichtiges und Interessantes dar; er
ließ bald von seiner flüchtigen Mitbeteiligung an der Durchsicht ab und ich setzte diese allein fort, während seine
Augen und Gedanken merklich wieder in ihre vorherigen
Bahnen gezogen wurden. Nur ab und zu fiel ein Wort am
Tisch zu dem knisternden Geraschel der Blätter unter
meiner Hand. Dann veranlasste eines mich zu dem Ausruf:
„Da ist das Gesuchte - nein, doch nicht, sondern ein
Trauschein, der Deines Vaters mit seiner zweiten Frau -
‚Gertrud, Witwe des verstorbenen Herrn Dietwald Meinhart‘
- aber hier, eingefaltet - "
      Ich schlug ein zweites Dokument auseinander:
„Nein, auch nicht - nur eine gerichtliche Beurkundung,
dass Herr Gerhard Meinhart die eheliche Tochter seiner
gegenwärtigen Ehefrau u.s.w. als eigene Tochter mit allen
und sämtlichen Kindesanrechten adoptiert habe."
      Den Kopf hebend, fügte ich nach: „Gerhard Mein-
hart war Dein Vater, nicht wahr?"
      Der Befragte nickte nur, und ich schloss daran:
„Also hatte ich mit meiner Adoptierungsvermutung doch
recht. Ich verstehe nur nicht, wie Dein Vater seine eigene
Tochter an Kindesstatt annehmen konnte."
      Meine beiden Tischgenossen hörten nicht auf das,
was ich sagte, oder wenigstens nur mit halbem Ohr. Ewald
entgegnete flüchtig: „Vermutlich, um meiner Stiefschwester
die gleiche Rechte mit mir zu sichern." Er setzte hinzu:
„Das war unnötig - Du weißt, Waldine, die besaßest Du
sicher genug." Und wie zu einer Bekräftigung derselben,

streckte er ihr seine Hand hin, die sie vor meinen Augen
nach kurzem Zögern erfasste, doch schnell wieder fahren
ließ. Gleich darauf äußerte ich:

„Da ist aber das gesuchte Beweismittel wirklich
diesmal, zugleich als solches für den Ordnungssinn Deines
Vormundes, der das Zusammengehörige respektiert und
den Taufschein nach seiner Benutzung wieder an den
richtigen Platz getan hat. ‚Getauft in hiesiger Kirche am 2.
April Gisela Elisabeth Waldine Meinhart - ‘ ich bekenne
mich überzeugt, Fräulein Waldine, und wenn Ihrem Bruder
nicht doch seine Syringenerinnerung einen kleinen Streich
spielt, dass es vielleicht Virgilsastern oder dergleichen
gewesen, so muss ich Ihnen alle Ehren eines Wunder-
kindes zuerkennen, das mit zwei oder höchstens drei
Monaten auf dem Arm seiner Mutter gesessen hat.“

Wie mechanisch las ich noch die Beglaubigung des
Taufscheins laut weiter: „. . . Waldine Meinhart, nach dem
Tode ihres Vaters geborene Tochter des verstorbenen Herrn
Dietwald Meinhart und seiner Ehefrau Gertrud - “

Abbrechend sah ich in Ewald Meinharts Gesicht auf.

„Das scheint allerdings Dein Gedächtnisbild zu bestätigen
und zu erklären, warum Du Deine Schwester zum erstenmal nicht in der Wiege oder im Tragkissen, sondern wohl
schon über ein Vierteljahr alt gesehen hast.“

Nichts in seiner Miene gab eine Anteilnahme an
meinen Worten kund, nur aus Höflichkeit öffnete er die
Lippen zu einem „Weshalb?“

„Weil daraus hervorgeht, dass Deine Stiefmutter
Deine Stiefschwester in ihre neue Ehe mit Deinem Vater
schon mitgebracht hat - ”

Ich musste innehalten und lachen: „Deine Stiefmutter, Deine Stiefschwester, Dein Vater, der ihr Stiefvater

war - welch ein Knäuel von Stiefgeschichten. Was ist denn
das eigentlich für eine Verwandtschaft? ich bin darin nie
ein Dase[9] gewesen. Doch mir will vorkommen - das muss ja
freilich ein Irrtum sein - aber - "
„Was?" fragte Meinhart.
„Ich muss meine Finger zu Hülfe nehmen. Wenn Du
ein Sohn Deines Vaters und Deiner Mutter bist - und sie
eine Tochter ihres Vaters und ihrer Mutter - und diese vier
nichts weiter miteinander zu tun haben, als dass zwei von
ihnen, Dein Vater und ihre Mutter sich nachher geheiratet
haben - da wäre sie ja nicht Deine Schwester, auch nicht
Deine Stiefschwester, sondern ich wäret eigentlich - und
auch nicht einmal uneigentlich - gar nicht miteinander
verwandt, grad' so wenig, wie ich es mit Euch bin."
    Diesmal hatten meine beiden Tischgenossen zu-
gehört, reglos, mich nur mit schreckvoll-großaufgeweiteten
Augen anblickend. Als ich schwieg, kam kein Laut, kein
Atemzug durch die Stube. Dann brachte Ewald nur eben
hörbar mühsam hervor: „Nicht meine Schwester - ?" er
streckte die Hand nach dem Taufschein, breitete ihn mit
zitternden Fingern vor sich hin, starrte wie geistesab-
wesend darauf nieder und las nur murmelnd: „ . . . nach
dem Tode ihres Vaters geborene Tochter des verstorbenen
Herrn Dietwald Meinhart und seiner Ehefrau Gertrud - "
    Ich stand auf und sagte heiter: „Ja, meine Rechen-
kunst kann wenigstens nichts anderes herausbringen,
versucht, ob Ihr zu einem besseren Fazit kommt. ‚Besser'
scheint mir allerdings ein falsch angewandtes Wort. Ihr
bleibt darum ja doch die gleichen Geschwister, denn die
Verbindung von solchen beruht doch schließlich nicht auf

---

[9] Johann Martin Zacharias DASE (1824-1861) war ein deutsches
Mathematikgenie.

der Blutsverwandtschaft, sondern auf der vertrauten Gewöhnung, Benennung und wechselseitigen geschwister-
lichen Liebe vom frühesten Denken her. Mir ist eingefallen,
dass ich einen notwendigen Brief auf meinem Zimmer
schreiben muss, doch ich komme bald zurück."
     Die beiden saßen gleicherweise wie leblos mit
totenweißer Farbe, kein Tropfen Bluts war in ihren Gesichtern. Nur, wie ich jetzt den Fuß gegen die Tür vorsetzte,
sprangen sie, gewaltsam emporgeschnellt, gleichzeitig auf
und eilten ohne Wort und Blick auseinander, entgegengesetzten Ausgängen der Stube zu. Es war eine wechsel-
seitige panische Flucht, die auf mich, das Staunen,
welches ich darüber hätte empfinden müssen, keinerlei
Rücksicht nahm. Ich stand allein im leeren Raum, hörte
drüben Ewald die Tür seiner Stube zuschlagen, den
Schlüssel hastig umdrehen und auf der andern Seite
Waldine durch den Gang aufs schleunigste ihren Zimmern
zulaufen. Den Kopf schüttelnd, sah ich überrascht vor mich
hin, aber dann begriff ich's voll in der eigenen Mit-
empfindung. Was hätten sie anders tun können? Es war
das Natürliche, im hohen Sinn Menschliche. Die plötzliche
Erkenntnis, zu dürfen, zu können, was sie für verboten und
unmöglich gehalten, hatte sie mit betäubendem Schreck
einer umgewandelten, umgearteten Furcht voreinander be-
fallen. Ein jäher, besinnungslähmender Blitzschlag war zugleich auf sie beide niedergefahren, und sie mussten in der
Einsamkeit ihr Bewusstsein wiedergewinnen.

                    *   *
                         *

     Ich erwartete, als ich mich zur Abendmahlzeit in
dem großen gemeinschaftlichen Raum wieder einfand, sie

mir Hand in Hand mit glückstrahlenden Zügen ent-
gegenkommen zu sehen, doch ich täuschte mich. Niemand
war anwesend; erst auf das übliche Glockengeläut stellten
sie sich von den verschiedenen Seiten, nach denen sie
auseinandergeeilt, ein; auf den ersten Blick konnte mir
kein Zweifel bleiben, dass sie sich inzwischen nicht gesehen hatten. Sie begrüßten mich und setzten sich an den
Tisch, als ob am Mittag nichts Ungewöhnliches vorge-
gangen sei. Untereinander tauschten sie kein Wort, doch
beide redeten mit mir, wie sonst; so verlief die Mahlzeit.

Warteten sie auf meine Abreise, und war es Scheu
vor mir, durch eine so rasche, plötzliche Erklärung ein
Geständnis abzulegen, dass ihre Herzen schon, als sie sich
noch für Geschwister gehalten, in anderer Liebe für sich
geschlagen haben müssten? Die Annahme lag nahe; indes
allmählich erkannte ich, auch sie war irrig.

Scheu gab sich freilich genug kund in allem, was sie
taten oder nicht taten, aber nicht vor mir, sondern noch
immer - nur anders, allein in einem offenbar noch erhöhten
Maße - voreinander; sie boten einen eigentümlichen, zugleich drolligen und poetischen, rührenden Anblick, hatten
etwas von zwei aus dem Nest verirrten, hülflosen Vögeln,
die zum erstenmal flügge geworden, doch ihre Flügel nicht
zu gebrauchen wussten oder wagten. Das geschwisterliche
Band zwischen ihnen war zerrissen, und es bestand nichts
mehr, was sie verwandtschaftlich mit Recht und Pflicht an-
einanderknüpfte. So saßen sie sich sonderbar fremd
gegenüber, es fehlte nur, dass sie das „Du" abgelegt und
sich mit „Sie" angeredet hätten. Deutlich ließ sich in den
Zügen beider lesen, jetzt zweifelte, fürchtete jeder, sich in
dem Herzen des anderen getäuscht zu haben, nur von
seinem eigenen betrogen worden zu sein, auch drüben das

gleiche erschreckend-schöne Klopfen vorhanden zu halten.

Schüchtern - ja, nicht anders, als ein paar hochaufgeschossene Kinder mit erster selig-törichter Liebesregung in sich, saßen sie; niedergesenkten Blicks, ein Knabe und ein Mädchen, die nicht glauben konnten, nicht zu hoffen wagten, das nämliche wundersame Sehnen und Verlangen in der eigenen Brust sei auch in der anderen möglich. Aus der Furcht vor der Liebe war in ihnen die Furcht für die Liebe geworden, und närrisch, aber redend deutlich fiel meine Anwesenheit noch ebenso nötig, als früher, um sie im selben Raum beisammen zu halten. Den Beweis lieferte, dass beide, als ich einmal, wie um hinauszugehen, aufstand, gleichfalls wiederum in die Höhe fuhren und sichtlich sich zu hastiger Trennung wie am Mittag bereiteten.

Ich ging jedoch nicht, sondern setzte nur meinen Fuß um einen Schritt vor und sagte:

„Da wir so gut beisammen sitzen, scheint mir dieser Augenblick zu verlangen, ihn auch zum Besten zu nützen. Was würden Sie antworten, Fräulein Waldine, wenn ich es täte, um als Brautwerber vor Sie hinzutreten?"

Das Gesicht Ewalds wechselte hastig die Farbe; unwillkürlich, als wolle er mich halten, streckte er, beherrschungslos erschrocken, die Hand nach meinem Arm. In den Zügen Waldines zeigte sich dagegen keinerlei Erregung, kaum eine Überraschung, eigentlich nur eine für meine Eigenliebe nicht grade besonders schmeichelhafte Gleichgültigkeit. Ihrem weiblichen Instinkt mochten die verschwiegenen Gedanken, die ich bis gestern Abend in mir getragen, nicht ganz unleserlich geblieben sein, und sie suchte, wie es schien, nach einer nicht verletzend, vielleicht in scherzender Form ablehnenden Entgegnung. Doch ich kam ihr zuvor und fügte lächelnd nach:

„Das heißt, nicht für mich, liebe Freundin - so vermessen halten Sie mich auch wohl nicht - sondern für dies Haus, das seine alten Bewohner heute Mittag, eigentlich ja durch meine Schuld, verloren hat. Darum fühle ich die Verpflichtung, ihm für einen Ersatz bedacht zu sein, und ich meine, auch Ihr beiden müsstet solche Pflichtforderung in Euch empfinden. Denn da Ihr nicht mehr Geschwister seid, könnt Ihr nicht wohl in der bisherigen Art länger zusammen hier im Hause verbleiben, falls Ihr Euch vor der Welt nicht eine andere Berechtigung dazu erwerbt. Aber ich dächte, eine solche müsste möglich sein, wenn man in so enger Verknüpfung, wie die Eurige, aufgewachsen ist; Eure Liebe zu einander wird doch nicht nur von den Namen Schwester und Bruder abhängig gewesen und mit diesen ausgelöscht sein. Freilich, ich spreche vielleicht von Dingen, die ich nicht verstehe - dann verzeiht mir meine unbefugte Einmischung - "

Die beiden standen sich reglos noch gegenüber, doch gleicherweise war ihnen eine dunkle Purpurglut ins Gesicht heraufgeschossen; sie blickten sich zum erstenmal in die Augen, gradeaus, mit einem leuchtend sich zusammenschmelzenden Doppelstrahl, der an nichts um sie her, am wenigsten an meine Gegenwart mehr dachte, und bei meinen letzten Worten überrüttelte ein stürmisches Zittern ihre Glieder.

Ich fand mich sehr überflüssig in der Stube, verließ dieselbe raschen Schrittes, und diesmal kam niemand mir auf den Flur nach.

*   *
*

Am nächsten Morgen habe ich mich - vor der Hand wenigstens - nicht nur in der Stube, sondern im ganzen Hause recht überflüssig gefunden, von einem seligen Brautpaar Abschied genommen und meinen Heimweg in einer Reisestimmung fortgesetzt, wie ich sie bis dahin so innerlich freudig nicht erlebt hatte. Später bin ich gar manchmal zurückgekehrt, freilich nach einigen Jahren erst wieder, denn auf meinen Rat ging das junge Ehepaar gleich nach der Hochzeit zu mehrjährigem Aufenthalt in den Süden, um inzwischen das alte Haus gut lüften und die Trübsinnigkeit aus ihm hinausbannen zu lassen. Das ist auch gründlichst und glücklichst geschehen - der schlimmste böse Geist steckte nicht in ihm - und Ewald und Waldine Meinhart haben sich darin nicht nur eins, sondern mehrere Zimmer nach dem Brauch und wohnlichen Behagen ihrer Lebensgegenwart hergerichtet. Einmal bei einem Besuch fragte ich sie, wie es eigentlich möglich gewesen sei, dass sie sich bis zu meiner Einkehr in ihrem Hause für wirkliche Geschwister gehalten hätten. Doch die Antwort fiel so aus, wie ich selbst sie mir schon vorher gegeben. Wie hatte es anders sein können? Sie waren von erster Kindheit auf nie von einem leisesten Zweifel daran berührt, von aller Welt so angesehen worden. Ewalds Nachforschungen waren in die grauen Vorvätertage zurückgegangen; er hatte sich zu ihnen geflüchtet und sich um die Zeit, in der sie selbst ihren Ursprung genommen, nie bekümmert. Wann die nicht-geschwisterliche Liebe zuerst in ihnen entstanden sei, wussten sie beide nicht; leise, unvermerkt, wie ein Frühlingskeim unter der Erdoberfläche auftreibt, war sie gekommen, langsam hier und dort emporgewachsen, hatte sich heimlich zu erschreckendbeglückender Blüte aufgerollt. Übrigens bedürfen sie heute des erweiterten Platzes im Hause, denn es sind ein halbes Dutzend neuer Sprossen des halbtausendjährigen Stammes nachgetrieben, und als ich zum letztenmal mich bei ihnen einstellte - auch mit Frau Waldine hatte ich schon lange ein Glas auf „Du" getrunken - da war ebenfalls das voll übersonnte Haus rundhin von einem dichten Taubenschwarm umflattert. Gute Beispiele erzeugen erfreuliche Sitten.

Das alte gotische Bauwerk steht noch unverändert und wird's vielleicht noch ein halbes Jahrtausend lang weiter so tun; solid genug sind seine Mauern dazu. Wer es sich im Vorüberkommen einmal betrachten will, der suche es am Marktplatz einer der kleinen alten Städte um den Harz; es wird ihm als das gesuchte gleich in die Augen fallen, und vielleicht sehen auch grade Ewald und Waldine Meinhart mit einigen Kinderköpfen um sie her zum Fenster heraus. An überwölkten Stirnen sind sie indes nicht mehr zu erkennen und auch keiner aus ihrer Nachkommmenschaft.

P.S. Wilhelm Jensen benützte in dieser Novelle mehrmals Ausdrücke wie „Überwölkender Schatten", „schattenhaft Bewölktes", „Wolkenschatten", „Überwölkung der Stirn", „überwölkten Stirnen", „unter der bewölkten Stirn" Diese Wendungen hatten für ihn anscheinend die Bedeutung von Unmut, Missmut, schlechter Laune, Bedrückung, Depression, Besorgnis. –

Hartmut Heyck.

16. Dec. [19]07

Prof. Dr. Freud   Wien, IX, Berggasse 19

Verehrter Herr
Verzeihen Sie, wenn ich Sie in Sachen der „Gradiva", die mich nicht zur Ruhe kommen läßt, nochmals belästige. Die Möglichkeit, den Prozeß der dichterischen Produktion an uns bekannte seelische Vorgänge anzuknüpfen, lockt mich zu sehr und mag es entschuldigen, wenn ich mich Ihnen ungebeten mit einer Erkundigung nähere. Anlaß der Wi[e]deraufnahme der Forschung ist aber geworden, dass mich ein kundiger Freund auf zwei andere Ihrer Novellen aufmerksam gemacht hat, die Sie unter einem Titel „Übermächte" vereinigt haben. Von diesen weist die erste – Der rote Schirm – auffällig viele Züge auf, die auch der Gradiva eigen sind; auch die andere – Im gotischen Hause – erscheint durch Vermittlung der ersteren an die Gradiva geknüpft. Meine Frage lautet nämlich: Haben Sie eine Jugendgespielin – am liebsten ein jüngeres Schwesterchen – gehabt, das krank war u[nd] früh starb, eventuell eine Verwandte, die Sie zur Schwester wünschten? Und wenn ja, woran u[nd] wann starb sie? Welches war ihr Gang? War nicht gerade dieser durch ihr Kranksein beeinträchtigt?

Verzeihen Sie, – es ist nicht müßige Neugierde, die mich fragen läßt.

Ihr in Verehrung ergebener
Dr. Freud[10]

---

[10] Dieser und zwei weitere handschriftliche Briefe von Sigmund Freud an Wilhelm Jensen aus dem Jahr 1907 befinden sich in der Schleswig-Holsteinischen Landesbibliothek in Kiel.

München, Bavariaring 17
14. Dezember 1907[11]

Hochgeehrter Herr Professor!

Übergewaltsam von der Zeit bedrängt und insbesondere von dieser mit vielen Kindern und Enkeln in intimstem Bunde stehende Weihnachtszeit, bitte ich Sie, mit meiner nur lapidarischen Beantwortung Ihrer Zuschrift vorlieb zu nehmen.

N e i n. Eine Schwester habe ich nicht gehabt, überhaupt keine Blutsverwandte. Doch ist „der rothe Schirm" allerdings aus eigenen Lebenserinnerungen zusammengewoben, aus einer ersten Jugendliebe einer vertraut mit mir aufgewachsenen Kindheitsfreundin,[12] die achtzehnjährig an der Schwindsucht starb. und - um viele Jahre später - aus dem Wesen eines jungen Mädchens, zu dem ich in freundschaftliche Beziehungen gerathen und das gleichfalls vom plötzlichen Tode weggerafft wurde; der rote Schirm stammt von der Letzteren her. Beide Gestalten verschmolzen sich für mein Gefühl in der Dichtung gewissermaßen zu einer; das Mystische, das hauptsächlich in den Gedichten zum Ausdruck gelangt, hat gleichfalls von der zweiten seinen Ursprung genommen. Die Novelle „Jugendtraum" (aus meiner Sammlung „Aus stiller Zeit", Band II) beruht auf dem nämlichen Grunde, doch beschränkt sich auf die Erstere.

„Im gotischen Hause" ist völlig freie Erfindung.

Mit freundlichem Gruße ganz ergeben

der Ihrige
Wilhelm Jensen

---

[11]Laut „Die Psychologische Bewegung", I., September-Oktober 1929, 3, S. 210, beantwortete Jensen Freuds Brief am 14. Dezember, 1907. Da Freuds Brief am 16. Dec. 07 datiert zu sein scheint, kann das nicht stimmen. Jensens „4" und „7" sehen sich oft ähnlich; seine Antwort an Freud dürfte am 17. Dezember 1907 geschrieben worden sein. Sein Originalbrief gilt als verloren.

[12]Klaus Schlagmann hat das Mädchen als Clara Witthöfft (1838-1857) identifiziert. Siehe Klaus Schlagmann, *Gradiva. Wahrhafte Dichtung und wahnhafte Deutung* (Saarbrücken (2012), S. 93-99.

Wilhelm Hermann JENSEN wurde am 15. Februar 1837 in Heiligenhafen/Holstein als Sohn des Kieler Bürgermeisters Sven Hans JENSEN (1795-1855) geboren. Er war u.a. der Schwiegersohn des Schriftstellers und Journalisten Moritz BRÜHL (1819-1877), der Schwiegervater des Historikers Eduard HEYCK (1862-1941), und der Großvater des Schriftstellers und Dichters Hans HEYCK (1891-1972).

JENSEN besuchte Gymnasien in Kiel und Lübeck, studierte dann Medizin in Kiel, Würzburg, Jena und Breslau. 1860 gab er das Medizinstudium jedoch auf und übersiedelte nach München, wo er u.a. mit E. Geibel verkehrte, um sich der Literatur zu widmen. 1865 heiratete JENSEN Marie BRÜHL in Wien und zog nach Stuttgart, wo er für kurze Zeit die *Schwäbische Volkszeitung* leitete. 1869 wurde er Herausgeber der *Norddeutschen Zeitung* in Flensburg, kehrte 1872 nach Kiel zurück, lebte von 1876 bis 1888 als freier Schriftsteller in Freiburg und von 1888 bis zu seinem Tod in München und St. Salvator bei Prien/Chiemsee.

JENSEN war ein fruchtbarer Dichter und Schriftsteller, Autor von mehr als 150 Novellen, Romanen, Theaterstücken und Gedichtsammlungen. *Karin von Schweden* (1872) hatte Auflagen von mehr als 230,000 Exemplaren. JENSENS Beliebtheit beim Publikum schwand jedoch noch zu seinen Lebzeiten; jetzt ist er beinahe unbekannt und verdankt es hauptsächlich einer Analyse von Sigm. Freud („Der Wahn und die Träume in W. Jensens ´Gradiva`", 1907), dass er nicht ganz vergessen ist. – In einem Brief an JENSEN vom 16. Dezember 1907 befragt Freud den Autor über dessen Novellen „Der rote Schirm" und „Im gotischen Hause". U.a. aus diesem Grund wird hier der Text der beiden Novellen leicht modernisiert nachgedruckt.

HARTMUT HEYCK

GOETHE – HINDENBURG - HITLER

Die Entstehungs- und Verleihungs-
geschichte der *Goethe-Medaille für
Kunst und Wissenschaft* (1932-1944)
mit den Namen von 600 Empfängern

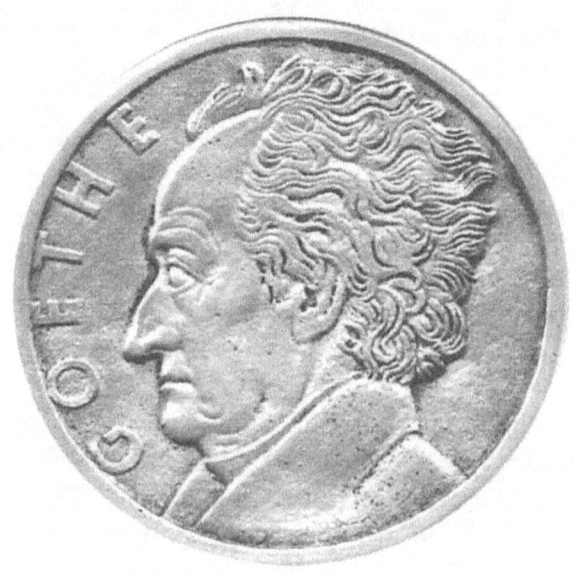

Hheyck@Sympatico.ca

www.ingramcontent.com/pod-product-compliance
Lightning Source LLC
Chambersburg PA
CBHW051913170526
45168CB00001B/371